歯科臨床のエキスパートを目指して　vol.I　コンベンショナル レストレーション

3

根管形成と支台築造

Foundation Restoration

監　修　山﨑長郎
編　集　鈴木真名　天川由美子

医歯薬出版株式会社

This book was originally published in Japanese
under the title of:

SHIKARINSHŌ-NO EKISUPĀTO-O MEZASHITE — KONBENSHONARU RESUTORĒSHON: 3 KONKANKEISEI-TO SHIDAICHIKUZŌ
(Going for becoming an expert on dental practice — Conventional Restoration: 3 Foundation Restoration)

Editors:

YAMAZAKI, Masao
 Harajuku Dental Office
SUZUKI, Masana
 Suzuki Dental Clinic
AMAKAWA, Yumiko
 Tsuchiya Dental Clinic & Works

© 2004 1st ed.

ISHIYAKU PUBLISHERS, INC.
 7-10, Honkomagome 1 chome, Bunkyo-ku,
 Tokyo 113-8612, Japan

「歯科臨床のエキスパートを目指して —— Vol. I コンベンショナルレストレーション」執筆者一覧

3　根管形成と支台築造

- 天川由美子　**AMAKAWA Yumiko**
  〒107-0061　東京都港区北青山 2-7-18　第一真砂ビル 4 階　天川デンタルオフィス外苑前

- 岡口守雄　**OKAGUCHI Morio**
  〒102-0083　東京都千代田区麹町 2-12-1　グランアクス麹町 201　岡口歯科クリニック

- 河田裕夫　**KAWATA Hiroo**
  〒116-0002　東京都荒川区荒川 7-9-3　河田歯科医院

- 鈴木真名　**SUZUKI Masana**
  〒125-0032　東京都葛飾区水元 1-22-14　鈴木歯科医院

- 西川義昌　**NISHIKAWA Yoshiaki**
  〒151-0064　東京都渋谷区上原 1-29-9　ロイヤルホームズ代々木上原 201　代々木上原デンタルオフィス

- 山﨑長郎　**YAMAZAKI Masao**
  〒150-0002　東京都渋谷区渋谷 2-1-12　パシフィックスクエア宮益坂上 4 階　原宿デンタルオフィス

（五十音順）

監修者の序
―コンベンショナルレストレーション発刊にあたって

　歯冠修復治療の目的は，この数十年変わることはなかった．おそらく，これからの数十年も変わることはないと思われる．すなわち，失われた，ないしは低下した機能と審美性を回復すること，そして，残存組織の保全を図るということは，歯冠修復治療の目的として変わることはないだろう．しかし，その目的を達成する技術，材料はもちろんのこと，治療技術を選択し，治療を確実にするための診査・診断の基本は，この十年で激変したといってよい．それは，歯冠修復治療そのものの進歩でもあるし，歯周治療，齲蝕，接着，マイクロスコープの導入などの周辺分野の進歩が歯冠修復治療の効果を向上させたという面もある．

　さて，歯冠修復治療における"激変"とは具体的に何かといえば，第一にあげるべきは1980年代においてわが国においても大きな話題となった「歯周補綴」の治療成績を向上させる際に検討が加えられた歯冠修復物と歯周組織との生物学的な関係が明確になったことである．このことは，歯冠修復治療の現代的な方法としてのインプラントに反映されることになり一層研究が集中的に進展し，その関係性は今ではかなり明確になったといえるだろう．つまり，これまでのように歯を対象とする場合でも，インプラントを対象とする歯冠修復治療においても，歯周組織の保全を図るうえでの基準を得ること，すなわち診査・診断を行うことができるようになったのである．また，このことにより，歯冠修復物を取り巻く軟組織の処置を確定的に行うことが可能となり，歯だけではなく歯周組織も含めた審美性の獲得を計画的に行うことができるようになった．

　次にあげるべきは，カリオロジーに基づく診査・診断とカリエスコントロール，そして接着による歯質保存可能性の拡大である．

　この二つの例にもみられるように，歯冠修復治療の目的は変化していないし，当面，変化することも考えられない．しかし，歯冠修復治療は，そのための診査・診断の基本を確立し，それに基づく治療術式を体系化している．その意味で，基本的な歯冠修復治療という意味での「コンベンショナルレストレーション」は，20世紀から21世紀にかけて大きく進歩した．

　今回刊行された第1巻から第5巻までは，コンベンショナルレストレーションの内容を横断的に整理したものである．是非ご一読いただきたい．

2004年6月
SJCDインターナショナル会長　山﨑長郎

序

　歯冠修復治療において問題とされてきたにもかかわらず，根本的な対応策が見つからなかった術式の一つが支台築造である．歯冠の大部分を喪失した歯に対しては，どうしても根管を拡大形成し，維持としてポストを装着する必要があったが，この際，象牙質よりはるかに硬いメタルを使用し，それを無機セメントで根管に合着してきたために，しばしばポストごとの脱離や歯根破折などのトラブルに遭遇してきた．そして支台築造した支台歯のトラブルは，再修復困難となる場合もあり，修復治療が大規模化する原因と認識されることもあった．

　一方，コンポジットレジンを用いた支台築造は，根管内が接着材料を用いるための被着体としては非常に劣悪な接着環境であるため，そもそもレジン築造体と歯根との接着による一体化を期待することはできなかった．そのため，レジン支台築造は，メタルを用いたダウエルコアに比較して信頼性の低い築造法との評価に甘んじてきた．ところが，コンポジットレジン修復における必然的な到達点ともいえる象牙質接着システム（デンティンボンディングシステム）が1980年代に登場し，信頼性の高いシステムが確立して，さまざまな商品が登場するという状況を経て，象牙質接着システムがレジン支台築造にも導入されるようになった．すなわち「接着性レジン支台築造」の誕生である．

　接着性レジン支台築造は，必ずしも歯冠修復治療においてスムーズに受け入れられたわけではない．わが国に限らず欧米においても，レジン築造の悪い印象は拭いがたく，メタルを使用したダウエルコアは避けがたい処置であると強く歯科医師に信じられていたためだろう．

　しかし，鋳造支台築造の臨床研究において確立された原則のいくつかは，接着性レジン支台築造のシステムの中でも生きている．たとえば，力学的観点から歯質の保全を図るうえで考慮すべきフェルールエフェクト，あるいは，審美性の観点から歯肉を透過して反映する支台歯歯根の色調を考慮した歯冠修復物の選択などは，これまでの臨床的な検討から得られたものである．

　支台築造は生物学的にも審美的にも飛躍的な革新を歯冠修復治療にもたらした．そして接着性レジン支台築造システムは，いまや歯冠修復治療に欠くことのできない重要な脇役となったのである．

2004年6月
鈴木真名　天川由美子

歯科臨床のエキスパートを目指して

CONTENTS

vol. I コンベンショナル レストレーション

Conventional Restoration 3 根管形成と支台築造 Foundation Restoration

監修 = 山﨑長郎　　編集 = 鈴木真名　天川由美子

目次

08	1	金属アレルギーの患者に対する接着性レジン支台築造と オールセラミック修復物による対応 Introduction of adhesive resin core build-up with glass fiber post and all-ceramic restoration for patients allegic to metal ●山﨑長郎　YAMAZAKI Masao
14	2	臼歯部におけるエナメル質の可及的保存を意図した「支台築造」 Posterior tooth core build-up with intention of the maximal enamel conservation ●岡口守雄　OKAGUCHI Morio
16	3	ファイバーポストを用いたコンポジットレジン支台築造 Adhesive core build-up with glass fiber post ●土屋賢司　TSUCHIYA Kenji

支台築造とは　What is core build-up?

20	1	支台築造の歴史といま Historical and current core build-up ●天川由美子　AMAKAWA Yumiko
22	2	支台築造の登場と変遷 Advent and changes of core build-up ●天川由美子　AMAKAWA Yumiko
24	3	支台築造と foundation restoration Core build-up and foundation restoration ●天川由美子　AMAKAWA Yumiko
26	4	鋳造支台築造から基本設計原則を学ぶ Following the fundamental principles of cast core build-up ●天川由美子　AMAKAWA Yumiko
31	5	フェルール効果と基本的な構造 Ferrule effect and basic structure ●天川由美子　AMAKAWA Yumiko

支台築造の考察　Consideration to core build-up

36	1	支台築造の方法と材料 Methods and materials of core build-up ●天川由美子　AMAKAWA Yumiko
40	2	鋳造支台築造の問題点 Problems of cast core build-up ●天川由美子　AMAKAWA Yumiko

44	3	現代の支台築造 Today's core build-up ●天川由美子　AMAKAWA Yumiko
52	4	支台築造におけるボンディングシステム Bonding system for core build-up ●岡口守雄　OKAGUCHI Morio

支台築造を考慮した根管形成　Root canal preparation in view of core build-up

66	1	根管治療―根管形成の基本 Root canal treatments : bases of root canal preparation ●河田裕夫　KAWATA Hiroo　／岡口守雄　OKAGUCHI Morio
69	2	根管治療の実際 Practical side of root canal treatment ●河田裕夫　KAWATA Hiroo　／岡口守雄　OKAGUCHI Morio
72	3	根管治療の手順 Procedures of root canal treatments ●河田裕夫　KAWATA Hiroo　／岡口守雄　OKAGUCHI Morio

接着性レジン支台築造の臨床　Clinical practice of adhesive resin core build-up

84	1	接着性レジン支台築造における治療侵襲の軽減 Reduction of therapeutic invasion in adhesive resin core build-up ●鈴木真名　SUZUKI Masana
88	2	接着性レジン支台築造の臨床操作 Clinical handling of adhesive resin core build-up ●鈴木真名　SUZUKI Masana

応用臨床例　Clinical applications

104	1	菲薄な残存歯質の6̄にファイバーポストを組み込んだ 接着性レジン支台築造 Adhesive resin core build-up that employed glass fiber post on the maxillary left molar with thin residual tooth substance ●西川義昌　NISHIKAWA Yoshiaki
107		参考文献
109		索引

1 金属アレルギーの患者に対する接着性レジン支台築造とオールセラミック修復物による対応

Introduction of adhesive resin core build-up with glass fiber post and all-ceramic restoration for patients allegic to metal

本症例の患者は矯正歯科医からの紹介によるものであるが，切端咬合ではあるものの患者本人は矯正治療を望まなかった．そのため，患者の主訴の中でも最も優先度が高い上顎前歯部の歯冠修復物の色調，形態の改善を目的として当医院を紹介され来院した．

所見としては，上顎前歯部の不適合歯冠修復物のほか，上下顎の被蓋が浅く切端咬合気味で，また上顎前歯部の歯冠長が短かった．さらにブリッジポンティックが装着されている⌊1の歯槽堤粘膜は Seibert の Class I の欠損を呈していた．歯冠修復処置にあたり，患者は金属アレルギーの疑いがあることを訴え，できるだけ金属を使用しない方法での歯冠修復処置を望んだ．

筆者が支台築造に金属を使用しなくなって，ほぼ3年が経過した．この点では，歯内療法と支台築造の再治療は患者の金属アレルギーに有効と考えられたが，ブリッジのフレームが問題となった．これに関しては，これまで数症例を経験してきたノンメタルフレームのなかでも，現時点で最も強度に優れたジルコニアを使用することで対応することとした．このような処置を採用することにより患者の金属アレルギーに対する不安を払拭することができる．パッチテストを行うと，やはりわずかに金属アレルギーの所見が認められた．さらにブリッジポンティック⌊1の歯槽堤の陥凹に対しては，マイクロサージェリーにて結合組織の移植を行うことにした．

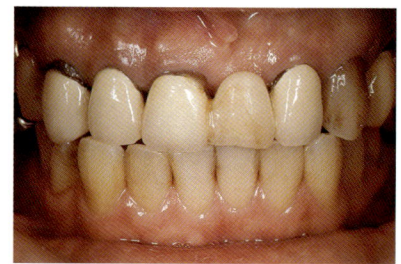
1-A

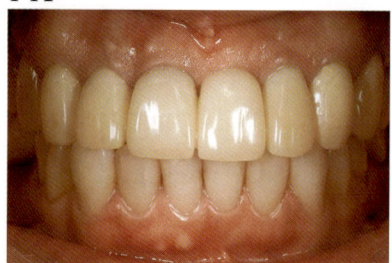
1-B

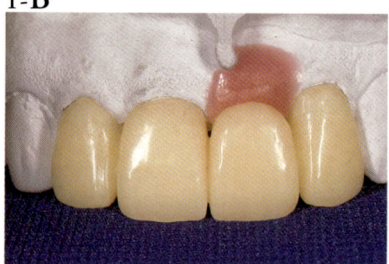
1-C

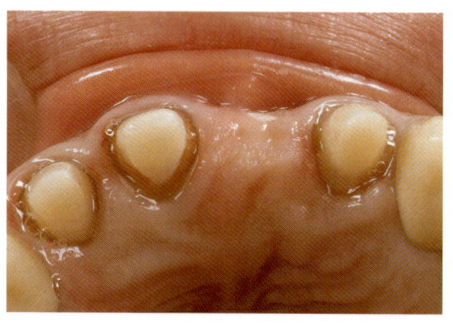
1-D

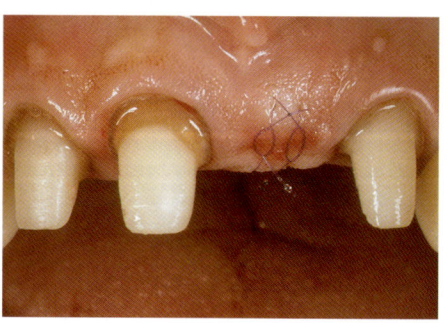
1-E

1-A 術前の口腔内の状態．色調と形態に問題のある歯冠修復物が装着されている．咬合に関しても上下顎の切端咬合傾向が認められた

1-B 診断用ワックスアップを作製し，それに基づき上下顎の被蓋関係を考慮しながら歯冠修復物の歯冠長を決定した．診断用ワックスアップに基づき製作したプロビジョナルレストレーションを装着した状態

1-C ①⌊1② ブリッジの診断用ワックスアップでは，⌊1ポンティック部の歯槽堤に赤いパラフィンワックスほどの大きさの増大が必要である

1-D マイクロスコープによる歯内療法（澤田則宏先生施術）とファイバーポストを用いた接着性レジン支台築造が終了した段階での⌊1歯槽堤の唇舌的形態．唇側が陥凹している（Seibert の Class I）

1-E 陥凹している⌊1相当部の唇側に結合組織移植術をマイクロスコープ下で行った．この段階では，術後の組織の退縮を想定して大きめに増大させている（鈴木真名先生施術）

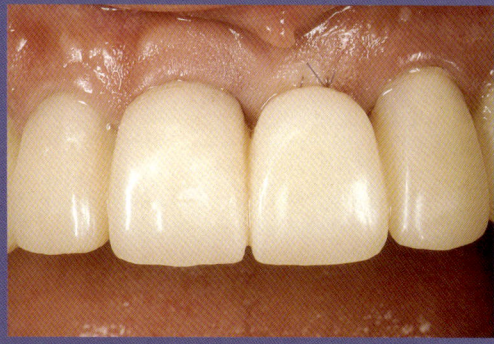

1-F

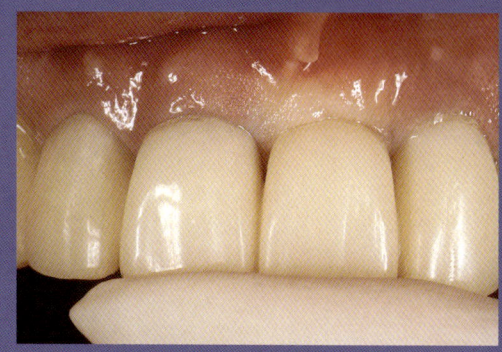

1-G

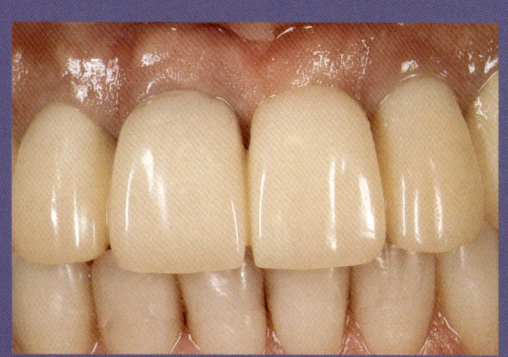

1-H

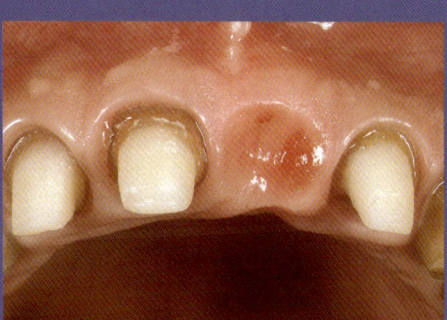

1-I

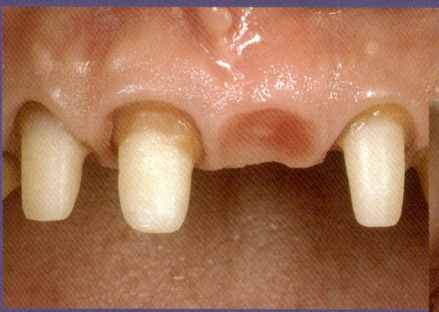

1-F 歯槽堤増大処置後にプロビジョナルレストレーションを装着した状態．歯槽堤粘膜部は大きめに増大しているため，|1 ポンティックの基底面は短めにしてある

1-G |1 相当部の歯槽堤粘膜が治癒した段階で|1 ポンティックの歯冠長を正常な長さに調整する．この長さにより歯槽堤粘膜に加えられる圧が生理的に許容できる範囲のものであるかどうか，貧血が5分以内で消退するか否かを基準に判断する

1-H この形態のプロビジョナルレストレーションを2カ月間装着し，歯槽堤粘膜の安定等が得られたことを確認したら，プレインプレッションテクニックにより|1 歯槽堤粘膜を削除する

1-I プレインプレッションテクニックにより歯槽堤粘膜にポンティック基底面がちょうど収まる陥凹が形成された状態

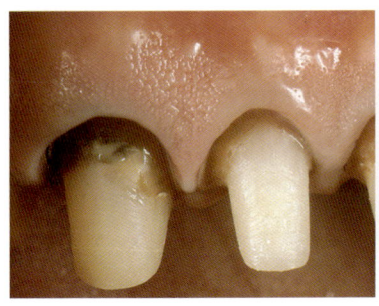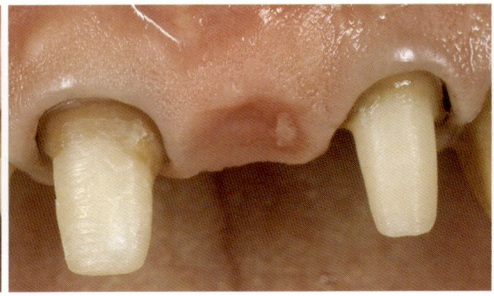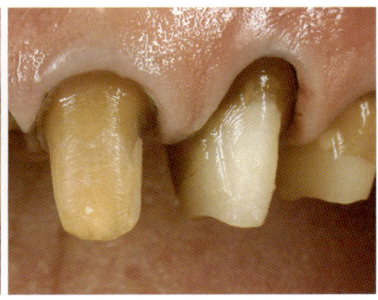

1-J　マイクロスコープ下で最終的な支台歯形成が終了した状態

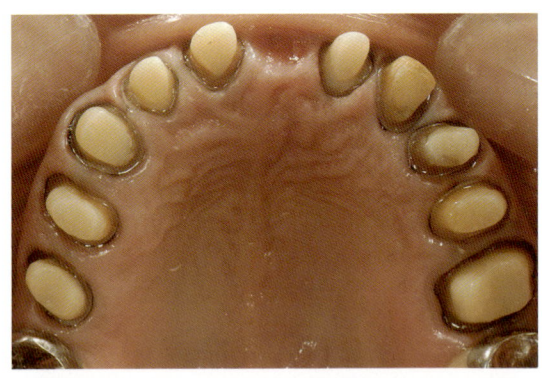

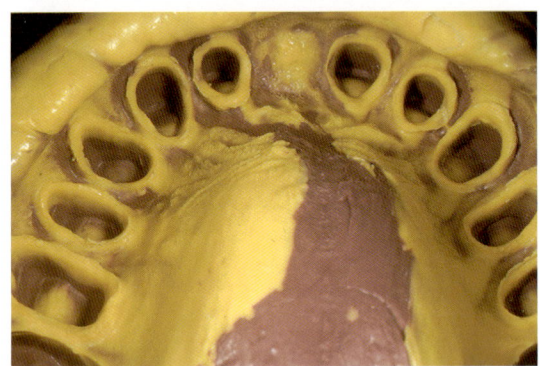

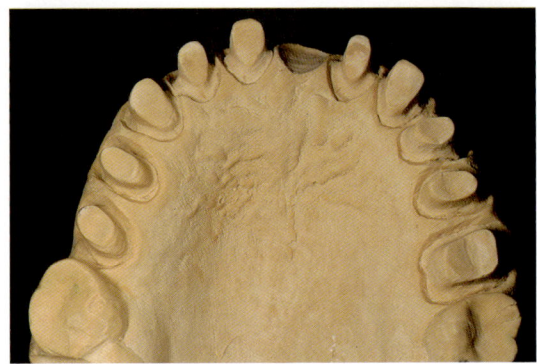

1-K　支台歯形成，印象，模型

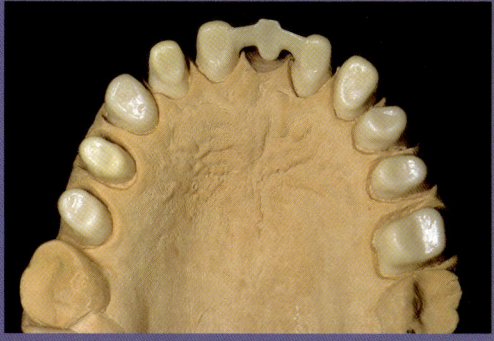
1-L

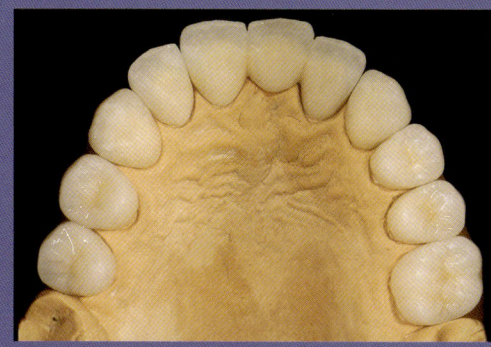
1-M

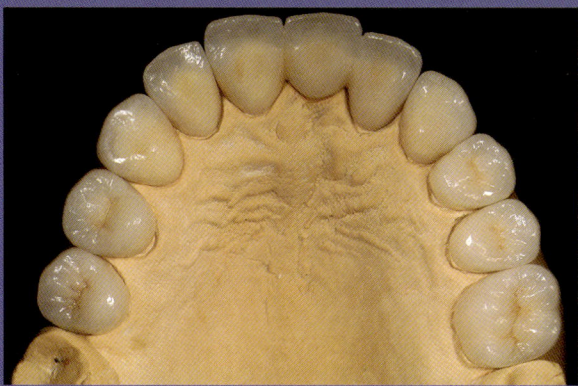
1-N

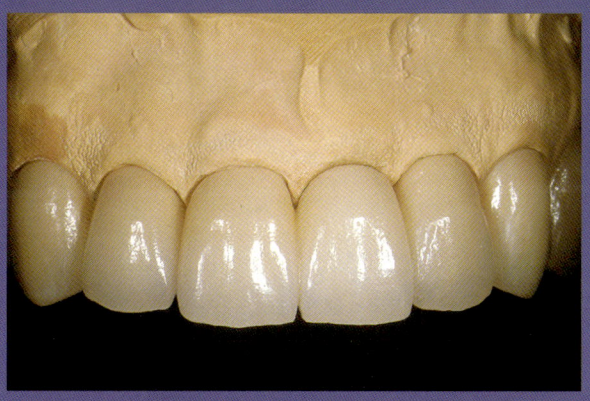
1-O

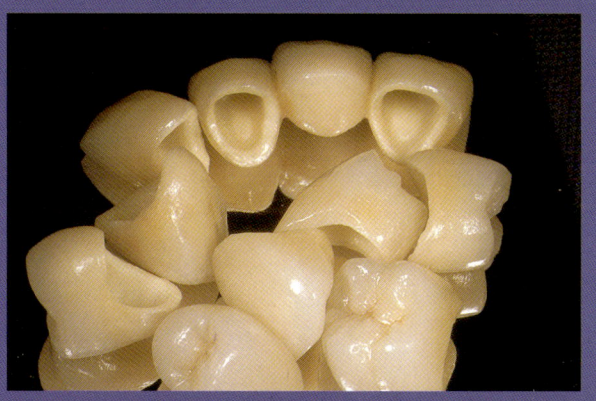
1-P

1-L ジルコニアによるフレームを模型に試適

1-M ボディポーセレンの焼成が終了した状態

1-N グレーズが終了したオールセラミッククラウンとブリッジ

1-O 模型に試適をした上顎前歯部オールセラミッククラウンとブリッジの正面観

1-P 完成したオールセラミッククラウンとブリッジ

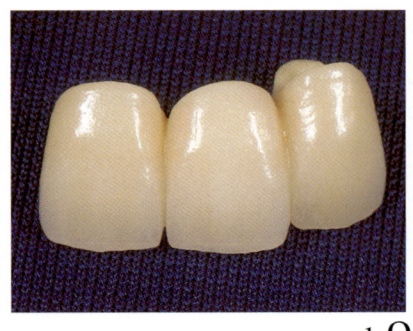 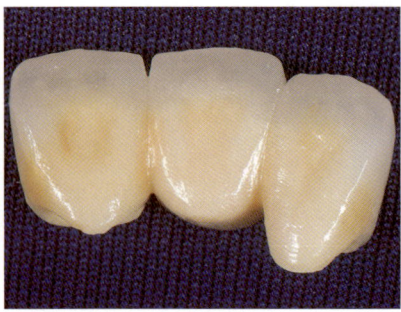 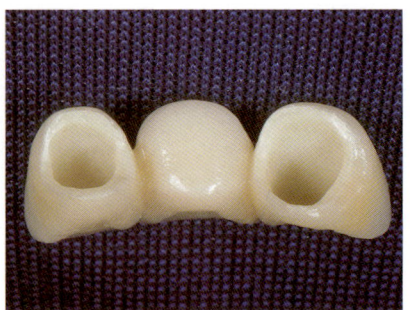

1-Q　ジルコニアフレームによる①|1②オールセラミックブリッジ

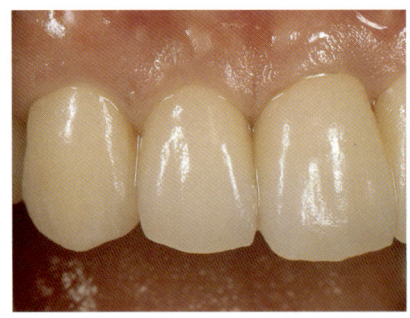 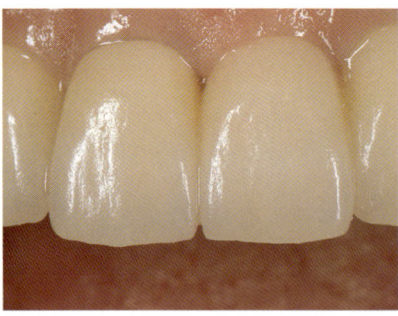 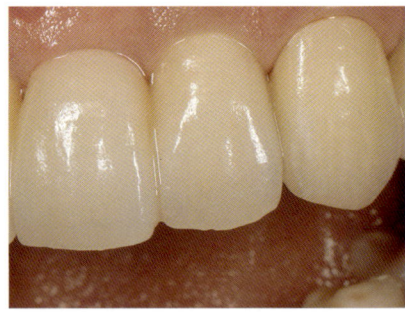

1-R　オールセラミッククラウンとブリッジを口腔内に仮着

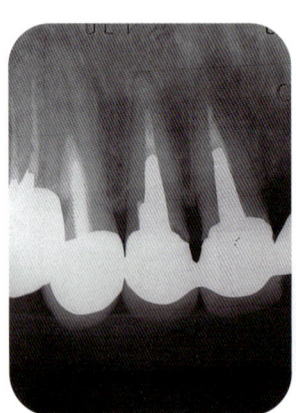 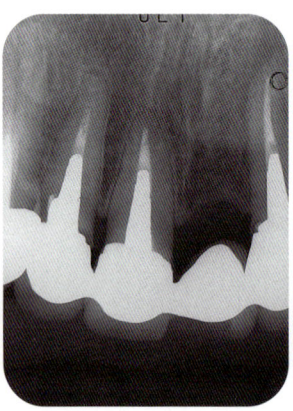 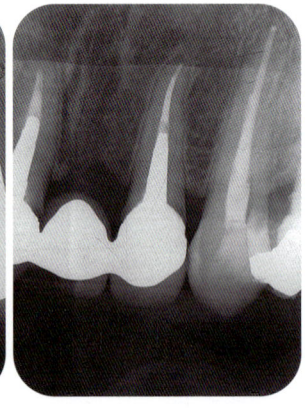

1-S　術前のX線写真．形成第1面の平行性が得られていないことがわかる

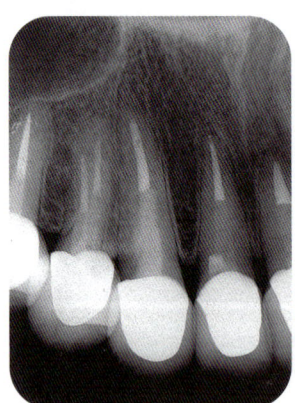 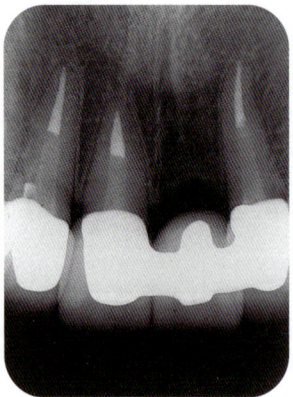 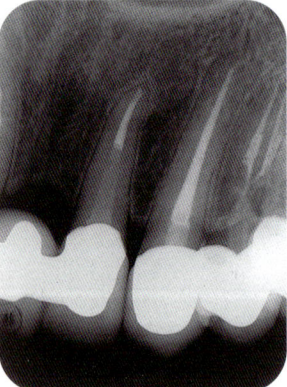

1-T　術後のX線写真

1-U 装着後1年

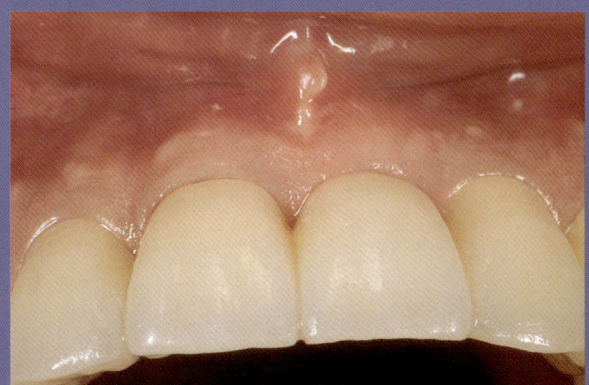
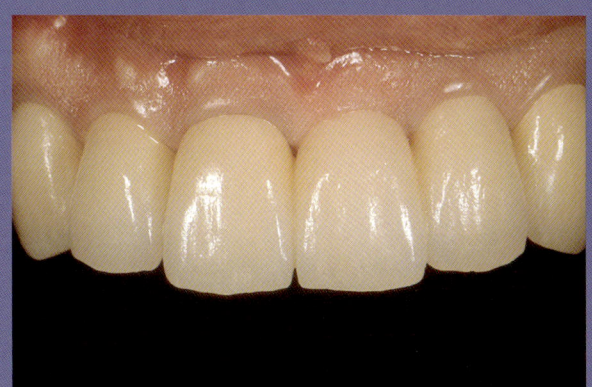
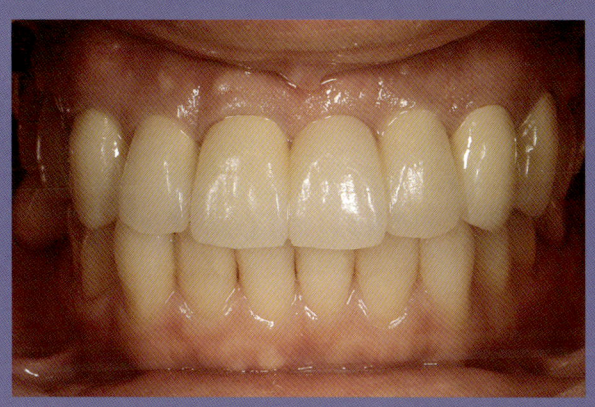
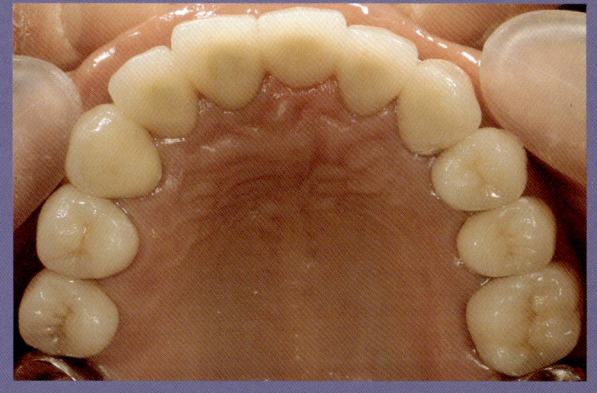

2 臼歯部におけるエナメル質の可及的保存を意図した「支台築造」

Posterior tooth core build-up with intention of the maximal enamel conservation

岡口守雄

　臼歯部咬合面の歯質崩壊と根尖病変を目の前にしたとき，私たちはほとんど迷うことなく感染根管治療のために歯冠部エナメル質を削除開拡し，失った象牙質をメタルコアで置き換え，フルクラウンによって歯冠修復するという選択をしてきた．エステティックゾーンで遊離エナメルを残しコンポジットレジンによって充填する処置方針に優位性があるように，可能な限りエナメル質を保存し，失われた象牙質をコンポジットレジンで補う方法は，臼歯部においても重要なオプションの一つとして検討されるべきであろう．なぜなら，天然歯の構造を再構築し，機能回復することこそが修復治療の基本なのだから．

　構造力学的な観点からは言うまでもなく，二次齲蝕や破折リスクの回避，審美的外観の回復などの目的で象牙質―エナメル質という天然歯の構造を保全し再構築することが望ましい．エナメル質の接着はすでに極めて安定した技術として確立されている．確実な根管治療を可能にするマイクロスコープによる根管の観察，象牙質接着システムの向上，適合精度の高いオールセラミッククラウンなどの技術革新は，そのような理想を現実的なものにしている．

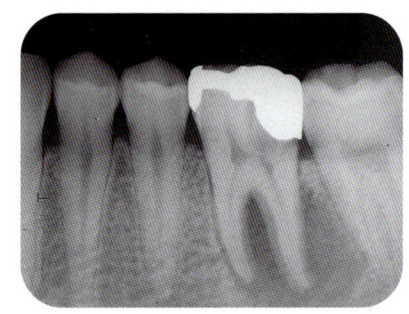
2-B

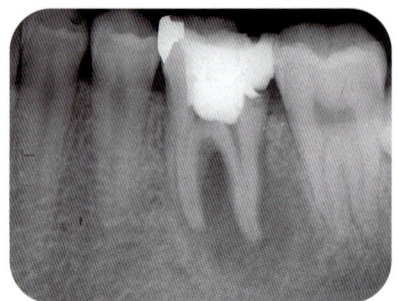
2-C

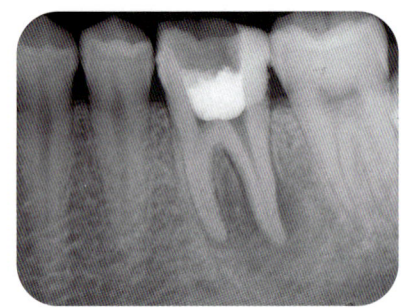
2-D

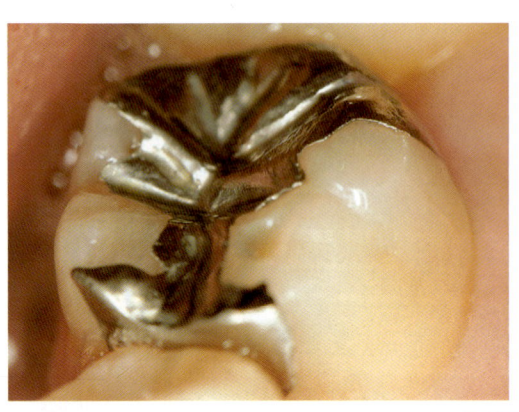
2-A

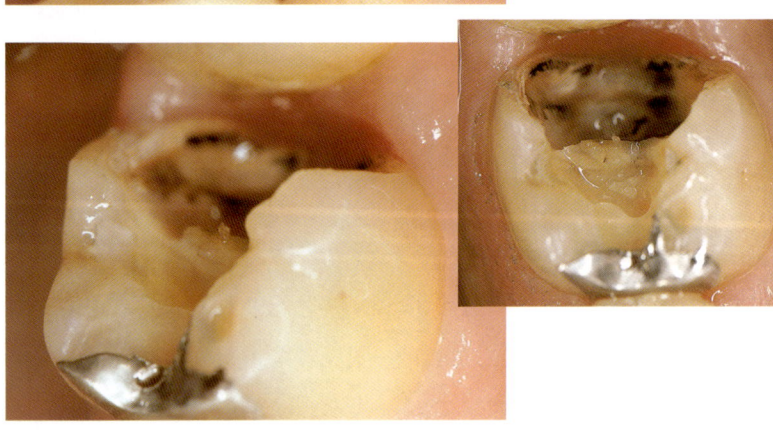

2-A 初診時．6̄ のMODインレー部の二次齲蝕．インレーを除去したところ，感染歯質はかなり深く進行している．このように感染歯質の広がりの深さにもかかわらずエナメル質は比較的よく残っているのが二次齲蝕特有の臨床像である

2-B インレーの遠心隣接面直下に二次齲蝕を認める

2-E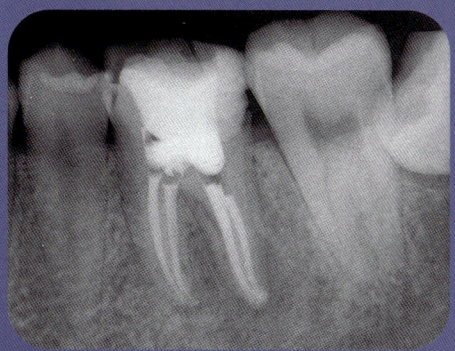

2-F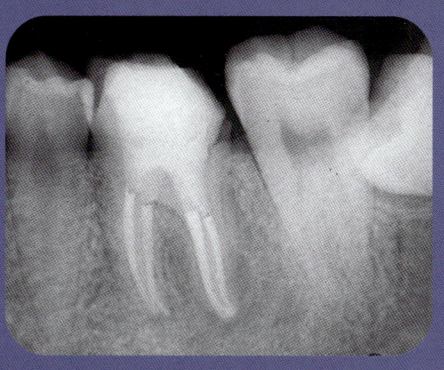

2-G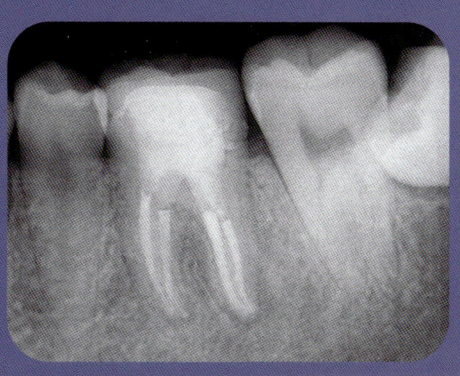

2-C インレー除去後．根分岐部，遠心根周囲に広く瀰漫性の透過像を認める

2-D 軟化象牙質を除去し，エナメル質の崩壊した遠心隣接面にコンポジットレジンにて隔壁をつくり根管治療を行う．根管内の拡大清掃・消毒により歯根周囲の透過像はやや改善した（初診より3カ月）

2-E 特に近心根周囲の透過像は消退し，近心根からマイクロスコープ下で根管充塡を行った．4根管の充塡完了（わずかに偏心投影）（初診より5カ月）

2-F グラスファイバー含有コンポジットレジンにて支台築造．アンレー形成

2-G オールセラミックアンレー装着．失われた天然歯の構造をセラミックとレジンにて再構築した

2-H 一連の処置を通じてエナメル質の保存を意図したが，咬合面エナメル質の亀裂や咬耗のため，咬合面を被覆するアンレー形成とした

2-I セラミックアンレー装着．エナメル質マージンは，適合，接着性，耐久性の点で有利である

2-H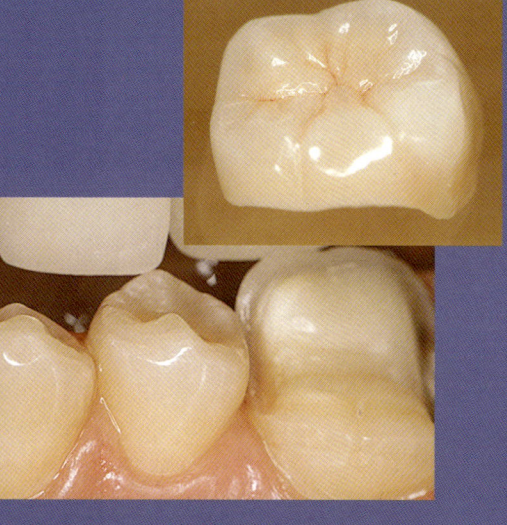

2-I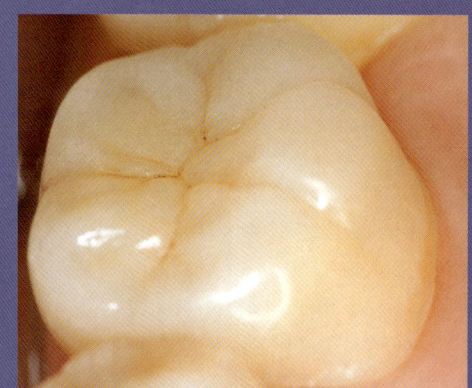

3 ファイバーポストを用いた
コンポジットレジン支台築造
Adhesive core build-up with glass fiber post

　審美的な修復は，治療的介入が少なければ少ないほど，予後が良好である．再修復処置は，どうしても歯質削除量が多くなり，治療的介入の範囲も広くなりがちである．本症例の1|1は，そもそもセラモメタルクラウン修復の適応症であったか，|1はポストが必要であったか，疑問が残る．再修復にあたって，ファイバーポストを用いたレジンコアにより支台築造を行い，オールセラミッククラウンにて修復したが，幸いコンポジット充塡にとどまっていた隣在歯はポーセレンラミネートベニアにて修復，|3はコンポジット充塡の範囲で満足できる結果が得られた．両隣在歯が生活歯であるだけにファイバーポスト＋レジン築造でなければ隣在歯と調和した審美的な再修復は難しかったであろう．

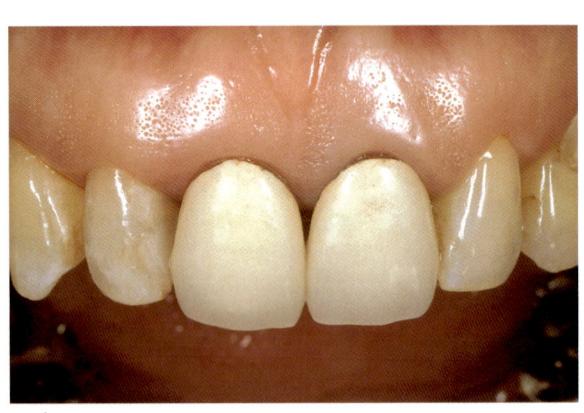
3-A

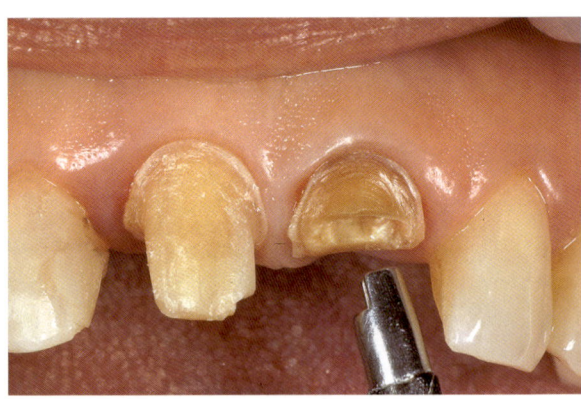
3-B

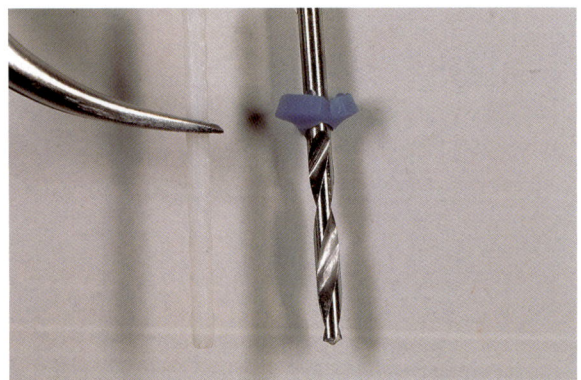
3-C

3-A 初診時50歳代，女性．歯槽骨のスキャロップを無視して形成・装着されたセラモメタルクラウンのために唇側歯肉の退縮を認める術前

3-B 1|は生活歯，|1は再根管治療後．できるだけ歯質は残したいが，軟化象牙質の残存は接着強度を弱めるので注意する．全周にわたるフェルールと唇側には十分な健全歯質が確保されている．元々，ポスト不要のケースだったと思われる．グラスファイバー系のファイバーポストを用いるため根管内をサンドブラスト処理

3-C ポストの径を決定した後，X線写真上でポスト孔形成用のドリルを選択し，根管充塡材を少なくとも4mm残すようにポスト孔の深さを決定する．ファイバーコアポスト（ペントロン社）を挿入

3-D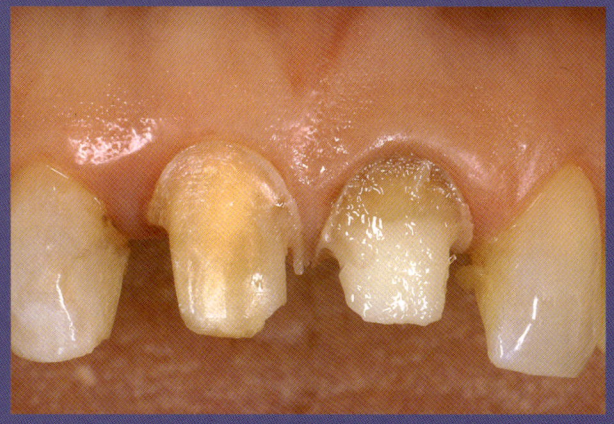

3-E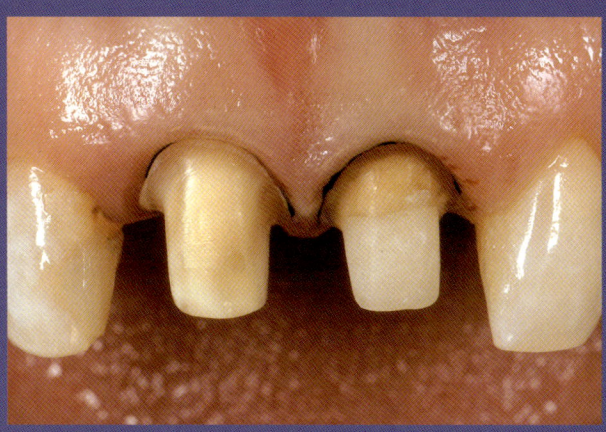

3-F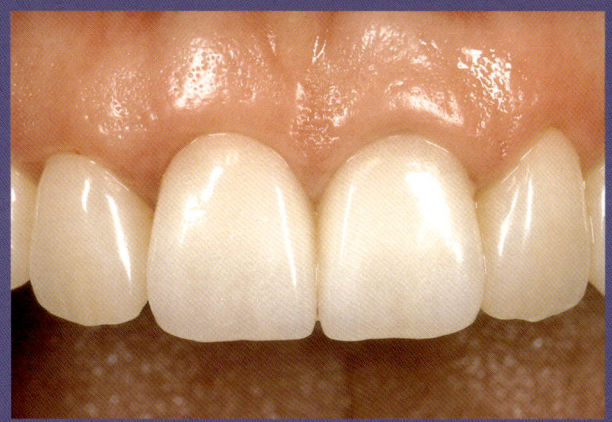

3-D　コンポジットレジンを築盛して直接法により支台築造

3-E　形成し，支台歯形成完了

3-F　1|1オールセラミッククラウン装着時．3 2|2 3は正中のズレを直したためにコンポジットレジン修復ではなくポーセレンラミネートベニアとした．両隣在歯が生活歯であるだけにファイバーポスト＋レジン築造でなければ隣在歯と調和した審美的な再修復は難しかったであろう

根管形成と支台築造

1

支台築造とは

What is core build-up?

1 支台築造の歴史といま
Historical and current core build-up

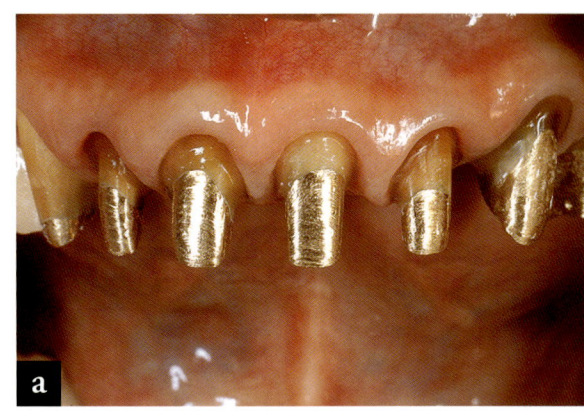

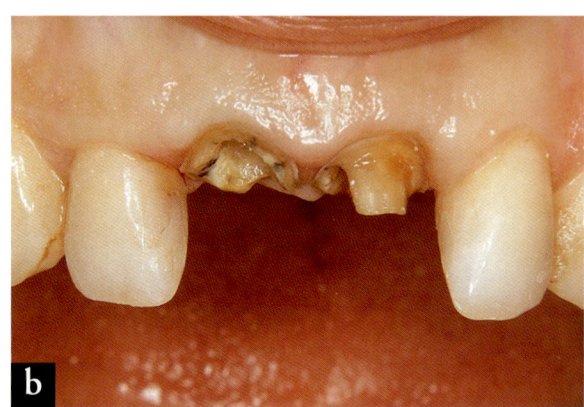

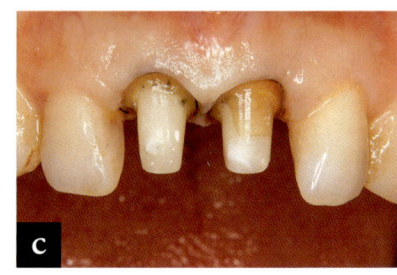

1-1 鋳造支台築造(a, 資料提供：土屋賢司先生)とレジン支台築造(b, c)

　支台築造とは，齲蝕や根管治療などによって失われた歯冠部歯質を歯冠修復物が装着できる状態にするために行う，土台，基礎の修復(foundation restoration)である．

> **foundation restoration**
> 歯科において，鋳造修復物の保持力と安定性を高めるために，残存歯質に施された材料や手段のこと．ピンで保持したアマルガムや樹脂，または鋳造体であることが多い(Mosby's dental dictionary 1998)

　過去には，歯冠部の修復が目的であるのにもかかわらず，コア部の保持のためにはポスト部が不可欠と考えられていた．このため，歯軸の是正や歯周補綴治療などのために，便宜的に抜髄が行われることさえあった．つまり，歯冠修復治療という大局から，抜髄を行い，支台築造するということは，やむをえない処置とされてきたのである．筆者が勤務している診療所において，6カ月間調査(2004年)したところ，フルクラウンの約75％が失活歯であった．支台築造の対象は主に失活歯であり，失活歯に対する治療が欧米諸国と比較して格段に多い日本においては，特に頻度の高い処置となっている(1-1)．

　近年，歯周治療や齲蝕治療の進展により天然歯の保存に対する術者の意識が高まり，歯冠修復治療そのものが見直されている．そして，歯冠修復治療の前処置である支台築造に起因するトラブルを回避することにも，大きな関心が払われるようになってきた(Table 1-1)．トラブル例として，クラウンのポストごとの脱離や歯根破折などがあげられるが，このことは，支台築造が歯冠修復治療の成否を左右するだけでなく，そのトラブルにより，修復範囲が拡大し続ける危険性を有しているからである．す

Table 1-1　支台築造の失敗に関する最近の文献上の分析結果

	observation time	number of teeth followed	post design	failure rate(%)	dislodgement(%)	root fracture(%)	post fracture(%)
Sorensen JA, et al. 1984a	1-25Year	245	cast post	12.7	1.4	5.1	
Sorensen JA, et al. 1984b	1-25Year	132	prefabricated metal post (parallel-sided)	2.3			
Bergman B, et al. 1989	6Year	96	cast post(students' clinic)	9.4	6.3	3.1	
Weine ES, et al 1991	10Year	138	prefabricated metal post (tapered)	6.5	2.2	1.4	
Hatzikyiakos AH, et al.1992	3Year	154	-	11	3.2	2.6	0
Mentink K AG, et al. 1993	4.8Year	516	prefabricated metal post (students' clinic)	7.5	5.8	2.7	
Torbjörner A, et al. 1995a	3.1Year	456	cast post(tapered)	10.3	6.8	3.5	0
Torbjörner A, et al. 1995b	3.4Year	332	cast post(parallel sided)	7.5	4.2	1.5	0.2
Amakawa Y, et al. 1997	11Year	104	cast post, prefabricated metal post	23.1	10.6	12.5	
Yamashita A, et al. 1997	15Year	319	cast post(Super bond, etc)	13.3			
Yamashita A, et al. 1997	15Year	462	cast post(Panavia EX)	14.8			
Yamashita A, et al. 1997	15Year	2417	prefabricated metal post	15.5	0	10.2	3.9

（福島俊士，坪田有史：支台築造の予後成績．補綴誌，45(6)：660-668，2001.
Heydecke G, Peters MC: The restoration of endodontically treated, single-rooted teeth with cast or direct posts and cores: A systematic review. J Prosthet Dent, 87: 380-386, 2002.）

なわち，歯冠修復治療を取り巻く周囲の環境が整備されることによって，これまではあまり省みられることがなかった支台築造の問題が浮き彫りになってきたのである．

　支台築造の問題は，オールセラミックレストレーションに代表される，高度に審美的な修復方法の普及により一層重みを増し，現在では，歯の保全という基本的な要件ばかりではなく，審美性すら支台築造に要求されるようになってきている．しかし，象牙質に対する接着システム，さらには築造用コンポジットレジン，それを補強するファイバー系の既製ポスト材料の開発は，この要件を満たすに十分になりつつある．
　支台築造はこの5年間で最も変化を遂げた術式の一つであり，今後，支台築造は「メタルフリー」へと変化する可能性が高い(1-3)．

2 支台築造の登場と変遷
Advent and changes of core build-up

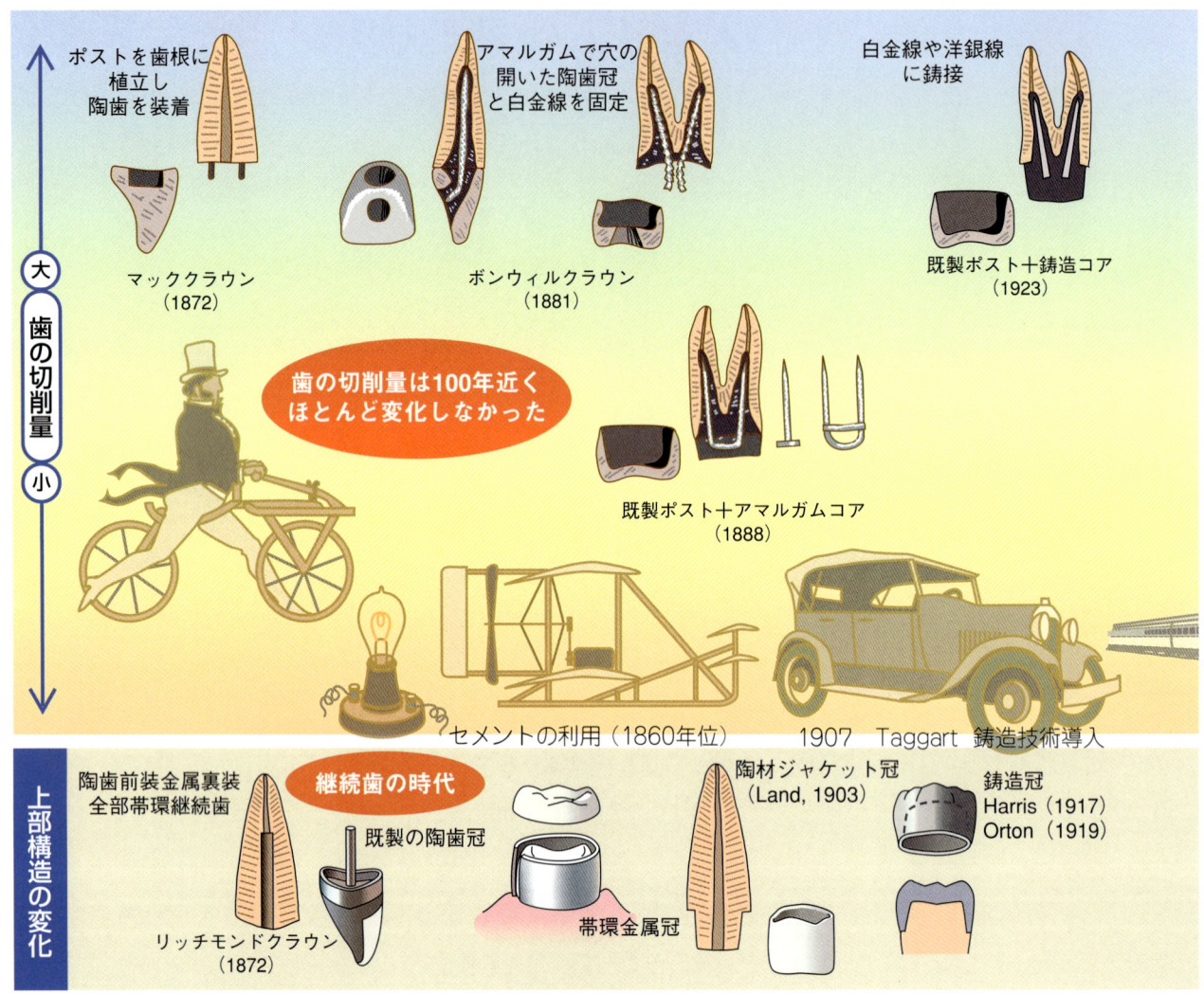

2-1 支台築造の変遷（縦軸：歯質削除量，横軸：年代と歯冠修復物の変遷）

　天然歯や象牙などの素材をポストによって歯に固定する方法は古い歴史をもつが，歯冠修復の普及は，18世紀半ばに陶歯が開発され，それを歯冠継続歯として応用するようになってからである．同じころ，セメントが合着材として使用されるようになったことも，普及の一因となった．それからしばらくは，ポストと歯冠が一体型の継続歯の時代がつづいた．19世紀半ば，歯根にピンを差し，根管ではなく歯根の上部に維持を求めて既製の陶歯を歯冠修復に応用するようになり，ポスト部と歯冠部に分かれた支台築造の概念が登場した．今日の支台築造とほぼ同じ形態になったのは帯環金属冠や陶材ジャケット冠などが考案され，上部構造の構造

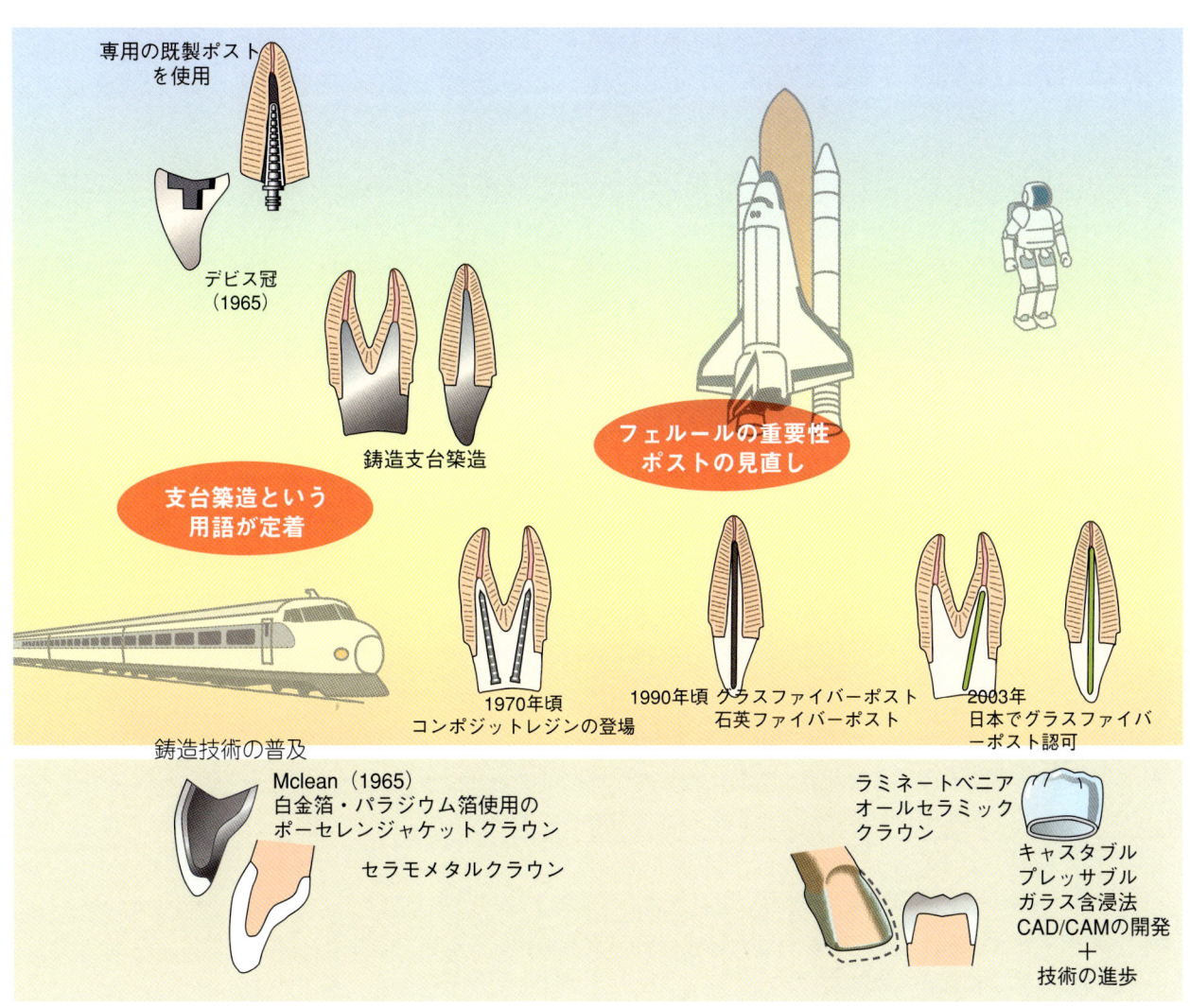

(福島俊士,坪田有史:支台築造の位置づけ.日本歯科評論,667:58-67,1998.を参考にした)

上,支台築造が必要となった19世紀後半のようである.日本では20世紀初頭にクラスプ線を根管に挿入し,コア部をアマルガムで充塡する方法が紹介されている.

その後,根管充塡の考えが浸透し,根管治療の成功率が高まり,歯科用精密鋳造法,切削機器や印象採得法などの発展により鋳造支台築造が登場し,支台築造が確立された術式の一つとなった.わが国で「支台築造」という用語が定着したのは1965年以降のことのようである.さらに金属既製ポスト,支台築造用コンポジットレジン,ファイバーポストなど,材料の開発,進歩は現在に至っている(2-1).

3 支台築造と foundation restoration
Core build-up and foundation restoration

　日本語の支台築造に相当する英語は"foundation restoration"であるが，言葉の語呂がよくないせいか英語圏でもそれほど用いられていない．むしろ論文では，"restoration of the endodontically treated tooth"が一般的で，くだけた言い方として"post-core," "core build-up"などと表現されている．また，鋳造支台築造は"cast post and core," "dowel core," グラスファイバーポスト併用のレジン築造は"glass fiber post and composite resin core"などにみられるように，ポストとコアは別々に表記される．

　米国の補綴専門誌である『The Journal of Prosthetic Dentistry』には，毎年American Academy of Restorative Dentistryによる前年度の文献考察が掲載されている．"foundation restoration"は1996年から見出し項目として登場しているが，その流れを追ってみると，「支台築造の対象を失活歯にかぎらず生活歯も含めてとらえるようになり，また支台築造の要件は，単に修復物装着のための構造を得ることにあるのみならず，残存歯質の保全と審美性の獲得までに及ぶようになってきている．そして，その方法および材料としてさまざまなポストやコアがあるという考え方」へと推移してきているのが分かる．Table 3-1 から，最近のリサーチの傾向を理解することができよう．

　以前は，破折強度や保持力，または残存歯質に関するリサーチがほとんどで，ポストの必要性などについて論じられることが多かったが，カーボンファイバーポストの製品化以降，急激に審美的な材料や接着性材料に関するリサーチが増加しており，支台築造の材料が増し，複雑化していることを反映している．

　なお，日本歯科補綴学会誌では，2003年に「鋳造コアかレジンコアか」という誌上論争が行われたが，どちらかが優れているという結論には至っていない．日本では鋳造支台築造が広く普及しており，1980年代のレジンコアブームの失敗が生んだ不信感も根強く残っているため，接着性レジン支台築造に対する期待は諸外国に比べて低い．しかし，デンティンボンディングの技術革新や接着性レジン支台築造に特徴的な歯質保存の長所を考えるならば，大胆に考え方を転換すべき時期に来ているだろう．

Table 3-1　The Journal of Prosthetic Dentistry，American Academy of Restorative Dentistry の前年度の文献を考察する委員会のまとめ（1996 ～ 2003）

	1996 ～ 2003
1996 年	頬舌的に 1.5mm のフェルールが必要
1997 年	カーボンファイバーポストの評価が盛んになる．保持には有効だがポストの変形があり，機械的な強度に劣る
1998 年	破壊は象牙質と修復物の界面から始まる（疲労試験後の破壊面の観察より）．カーボンファイバーポストは天然歯と近似するヤング率を有し応力集中を緩和する
1999 年	最低 1.0mm のフェルールの可能性（レジンセメントを用いた場合のクラウンの保持力）．カーボンファイバーポストは，コンポジットレジンとの接着性は弱い
2000 年	フェルールの高さはポストの長さより重要である．これまでのリサーチのレビューにより，ポストの長さが増すと保持力が増すこと，フェルール効果を発揮すれば歯根破折も防止できる可能性があることを再確認
2001 年	ポストは失われた歯質を回復するためのコア部の保持と，間接法のための抵抗形態である．上顎前歯においてコンポジットレジン修復可能なものは既製の金属製ポストを入れても破折強度は高くならない．接着性ポストは歯根部歯質保全の可能性を高める．ジルコニウムオキサイドポストは審美性は優れているが，コンポジットレジンとの接着性は低い．セメントの皮膜厚さの審美的な影響
2002 年	審美性の高い材料に注目．支台築造用コンポジットレジン，ファイバーポスト，ジルコニアポストなどの材料の評価．オールセラミック修復の普及の影響と思われる．破折強度についてのレビューより三つの考察（Fernandes 2001）残存歯質の保全が重要，ポストは歯を補強する目的では使用すべきではない，支台歯への機能力は予知性に影響を与える
2003 年	失活歯のための foundation restoration において，適した修復材料の選択はますます複雑になっている．また，患者からの審美的な要求に応えることも重要視され始めている．ジルコニアポストとセラミックコア，またはコンポジットレジンコアの評価も行われている

（Annual review of selected dental literature: report of the Committee on Scientific Investigation of the American Academy of Restorative Dentistry. J Prosthet Dent.）

4 鋳造支台築造から基本設計原則を学ぶ
Following the fundamental principles of cast core build-up

　これまで多くのリサーチによって，鋳造支台築造に必要とされる設計原則が導きだされている．この原則は，鋳造支台築造だけでなく，レジン支台築造にも生かされるべきものである．ここでまず，支台築造の基本的な考え方を整理してみたい(4-1)．

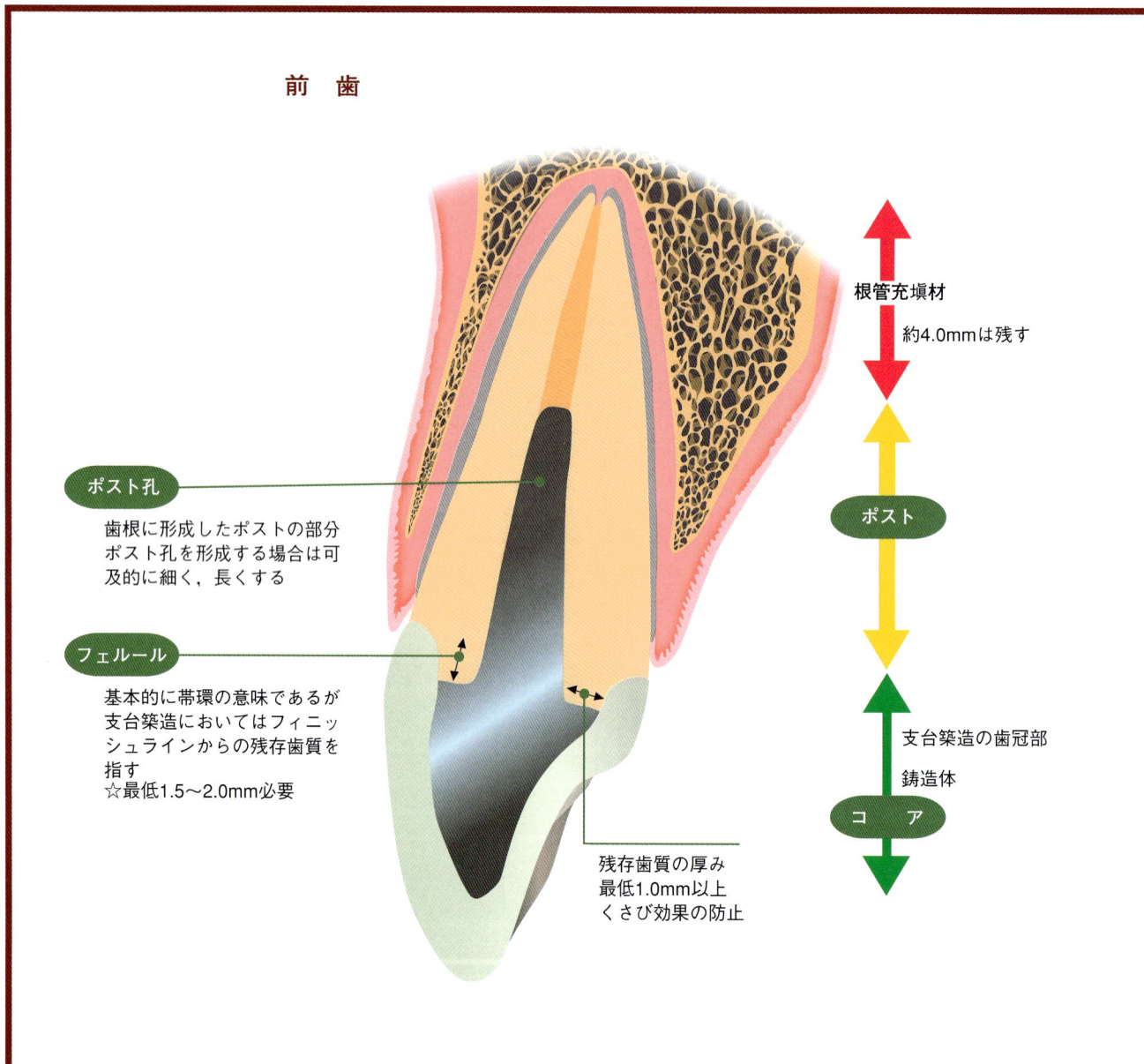

4-1　前歯，臼歯それぞれの支台築造の基本的な要件

1 根管充塡材

支台築造が必要な歯は，ほとんどが失活歯，すなわち根管治療後のものである．その後の歯冠修復を成功させるための第一歩として，根管内感染歯質と起炎性因子を除去するために，適切な根管拡大および形成を行い，そのうえで緊密な根管充塡を行うことが大切である．そして，ポスト孔を形成する際は，根尖へのマイクロリーケージを防ぐためにガッタパーチャを最低3～4mmもしくは歯根長の1/3は残すべきである．さらに，ポスト孔形成時や築造体のセメンテーション時にもマイクロリーケージを引き起こす可能性があるので，これらの手順は慎重に行うべきであるとしている(Wuら 1998)．

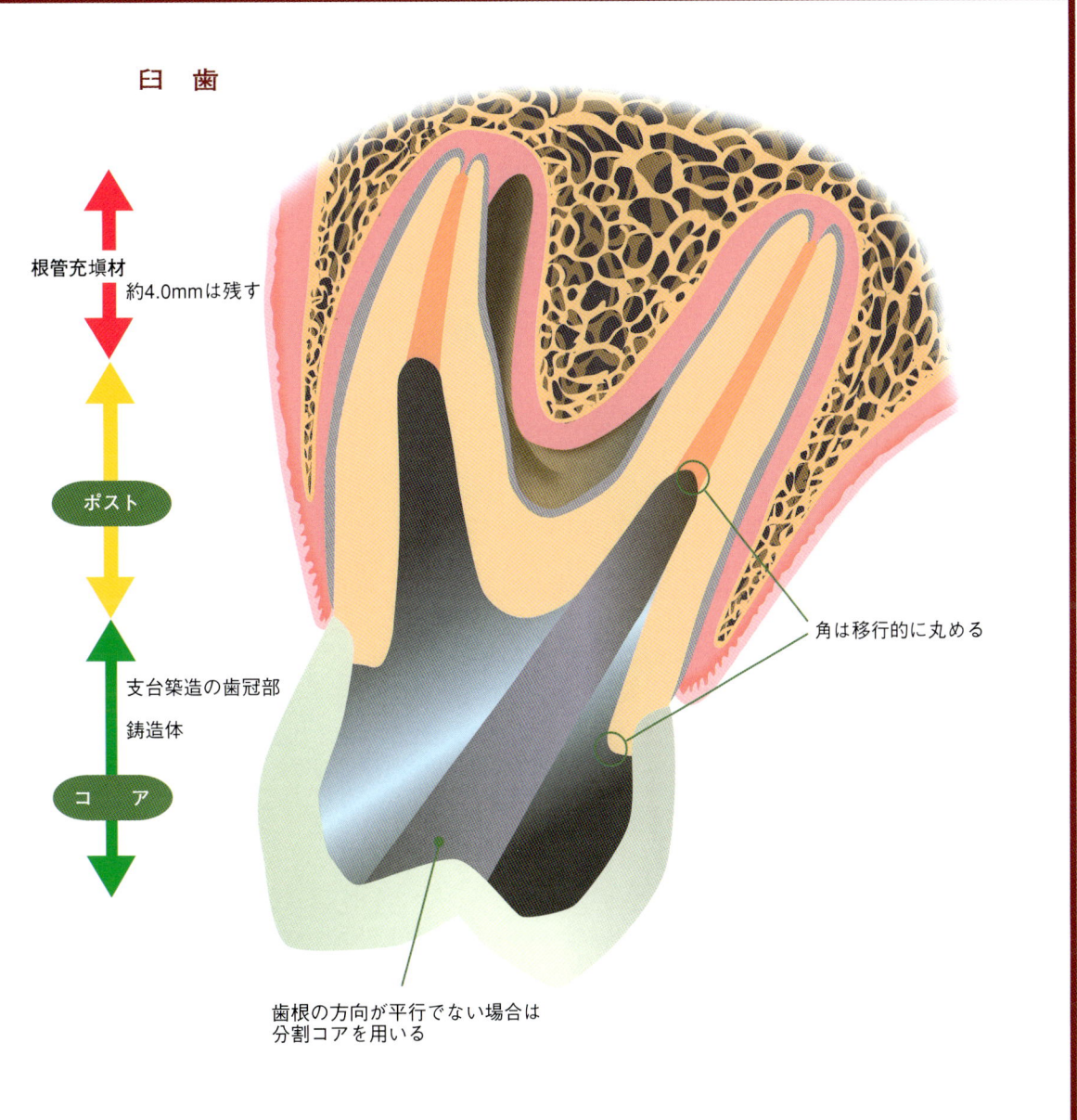

2 ポストとポスト孔

ポストは支台築造の歯根部のことで，ダウエルともいう．

ポスト孔は根管を支台築造のポストのために形成した穴のこと．

ポストは，コアとともに当たり前のように一体で設計されてきたが，単にコア部を保持するために必要なのであって，歯冠部の残存歯質が十分に残っている場合には必要はない(Morgano 1996, Smith 1997)(4-2)．すなわち，ポストを使用すべきでない症例とは，歯冠の崩壊が軽度あるいは中等度のもので，場合によってはコンポジットレジン充填や部分被覆冠によって歯冠修復が可能なものである．クラウンにしなければならない場合でもポストは不要なことがある(Smith 1997)．また，以前であれば，支台築造を行いメタルセラミック修復を行ったような症例でも，レジン充填，ラミネートベニア修復とすることも可能となった(4-3)．

これらの症例以外で，万一ポストを必要とする症例では，十分に長いポスト孔を形成する(Morgano 1996, Stockton 1999)．長さに比例し維持力も増し，表面積が広くなることにより接着力も増加するからである．しかし，ポストの直径を増しても保持力はそれほど向上せず(Standlee 1978)，歯根部歯質を保全する観点からはあまり太くすべきではない．よってポスト孔を形成する場合は可及的に長く，細いものにする．

3 コア

支台築造の歯冠部のことであり，歯冠修復物を保持するために製作される．

4 残存歯質の厚み

全周に 1.0mm 以上あることが望ましい．この構造により，くさび効果に抵抗し，歯根の破折防止を期待する．

支台築造を行う際に前もって修復物の概形成を行っておかなければ，のちに歯質の厚みが薄くなってしまうこともあるので注意する．

5 残存歯質の高さ

歯冠部とポストが一体となった継続歯においては，歯冠部の残存歯質はすべて削除される．これに対して支台築造では，歯冠部に残存歯質を残し，これをコアまたは冠内部に取り込むことによって飛躍的にその予知性を高めた．これをフェルール効果と呼ぶ(31 ページ)．

4-2 ポスト装着のための形成とポスト製作を不要とした臼歯部の修復例

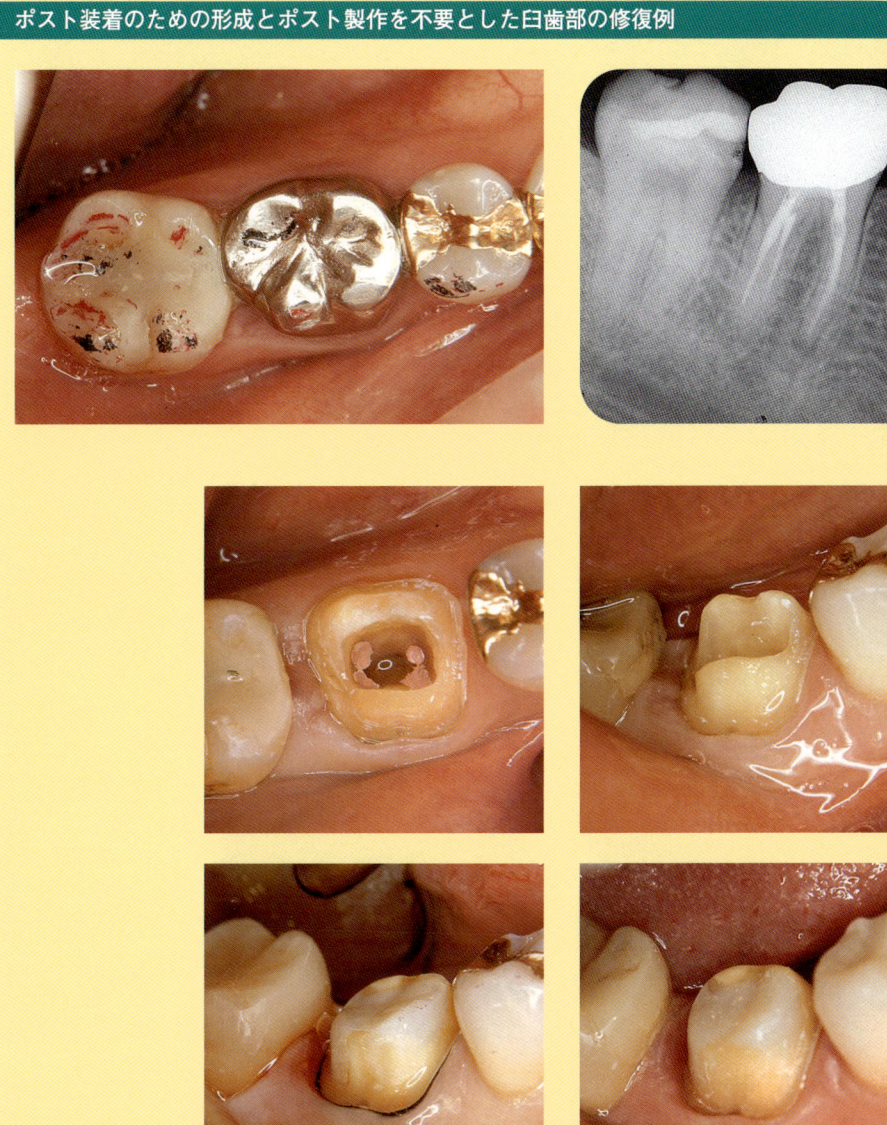

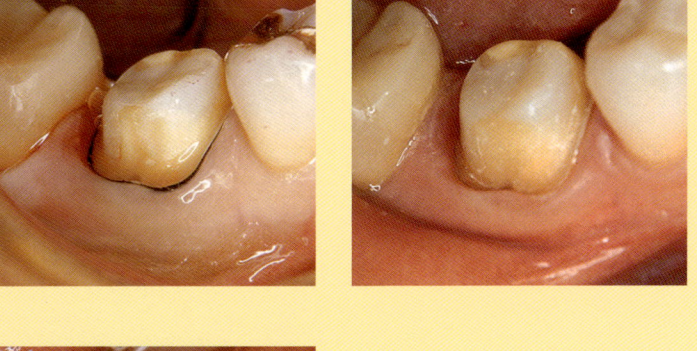

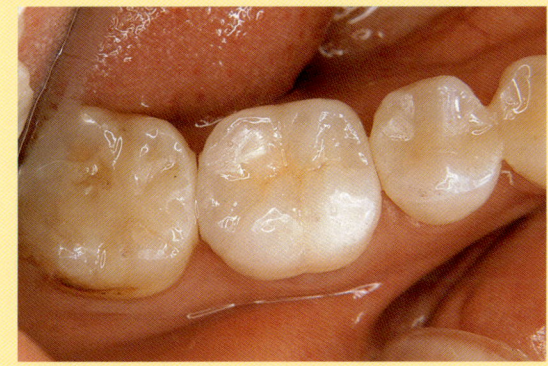

遠心部の歯質は二次齲蝕により除去したが、このようにフェルールが十分にある場合は、接着性レジンのみによる支台築造が可能である

支台築造とは

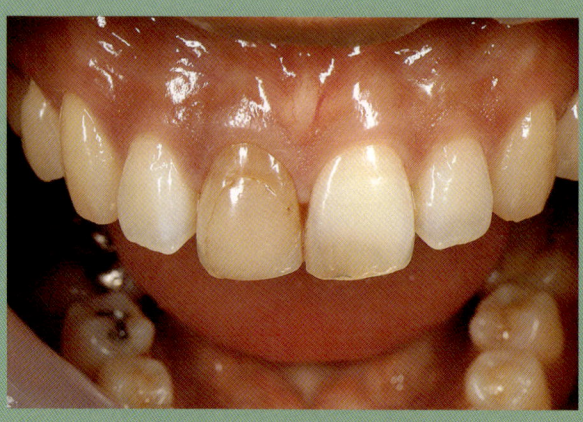

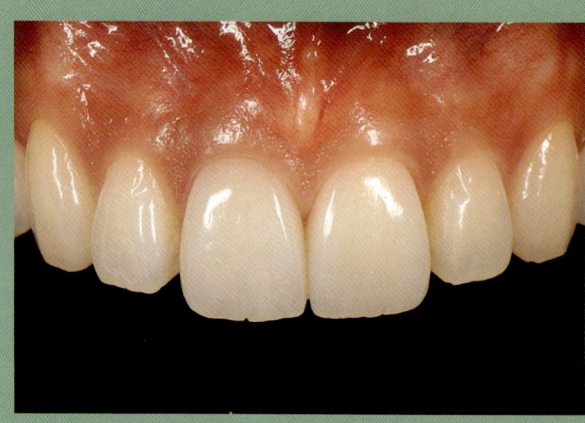

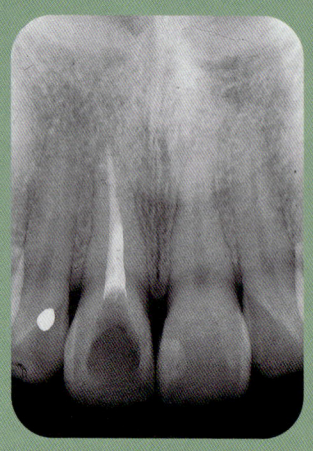

4-3 従来は抜髄，支台築造，クラウンにより修復を行わざるをえなかった症例も，象牙質接着システムの進展と力学的な研究により，このようにポーセレンラミネートベニアとすることが可能となっている（症例提供：土屋賢司先生）

5 フェルール効果と基本的な構造
Ferrule effect and basic structure

　フェルール(ferrule)の語義は,「杖や傘などの石突き,接合部補強の金環」であり,支台築造においては,「歯冠部または歯根部に適合する金属の輪」と定義されてきた.現在は,支台歯形成限界(フィニッシュライン)から歯冠側の残存歯質のことをフェルールと呼んでいる.

1 フェルールの高さの基準

　修復物のマージン上の歯質をできるかぎり残しフェルール効果を発揮させることは,支台築造および歯冠修復物の予知性を高めるために有効であり,その量としては,最低 1.5〜2.0mm の高さが必要である(5-1).また,効果的なフェルール(Nicholls 2001)を得るためには,垂直的に平行な歯質,すなわちフェルールの平行性が非常に重要で,そのためには支台歯形成の軸面の第 1 面をパラレルに形成することを心がける.フェルールを得ることができない場合は,エクストルージョン(矯正的挺出)やクラウンレングスニング(歯冠長延長術)を併用することが望ましい(5-2).

　しかし,5-1 の Gegauff の実験データによると,歯の挺出を行って健全歯質を獲得してフェルールを付与する場合,フィニッシュラインの位置する歯根の直径が細くなってしまうため,歯根自体の強度が不十分となり破折する危険性があることを示唆している.このことは,臨床上,十分に注意をする必要があると考えられ,患歯に加わる力や臨床的歯冠・歯根長比などの診査が重要となる.

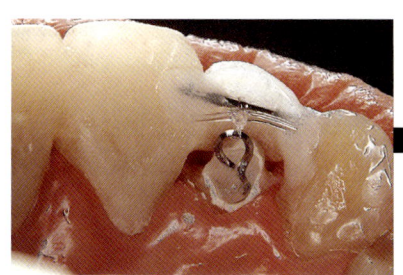

5-2　エクストルージョンの 1 例

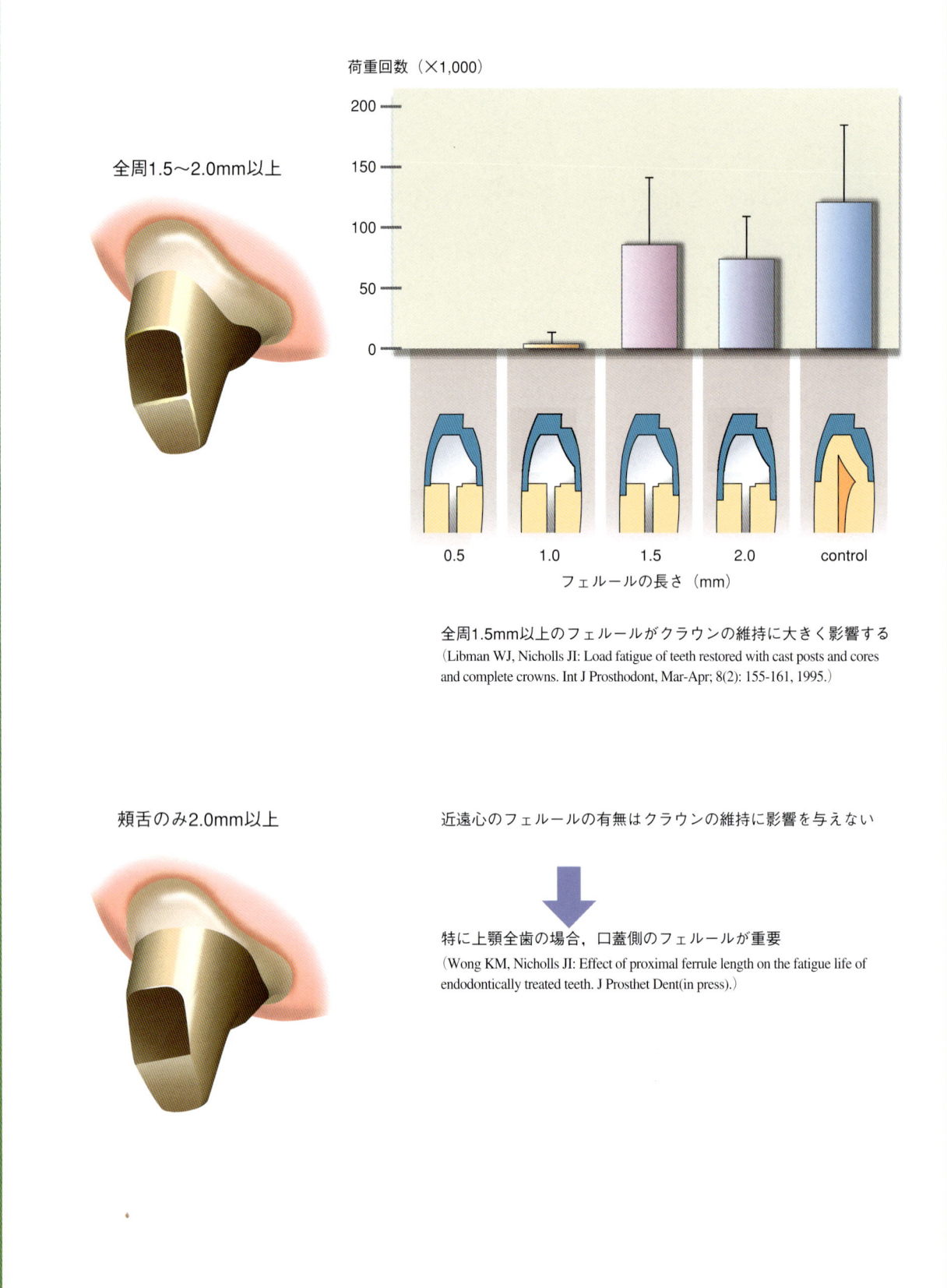

5-1 フェルール効果

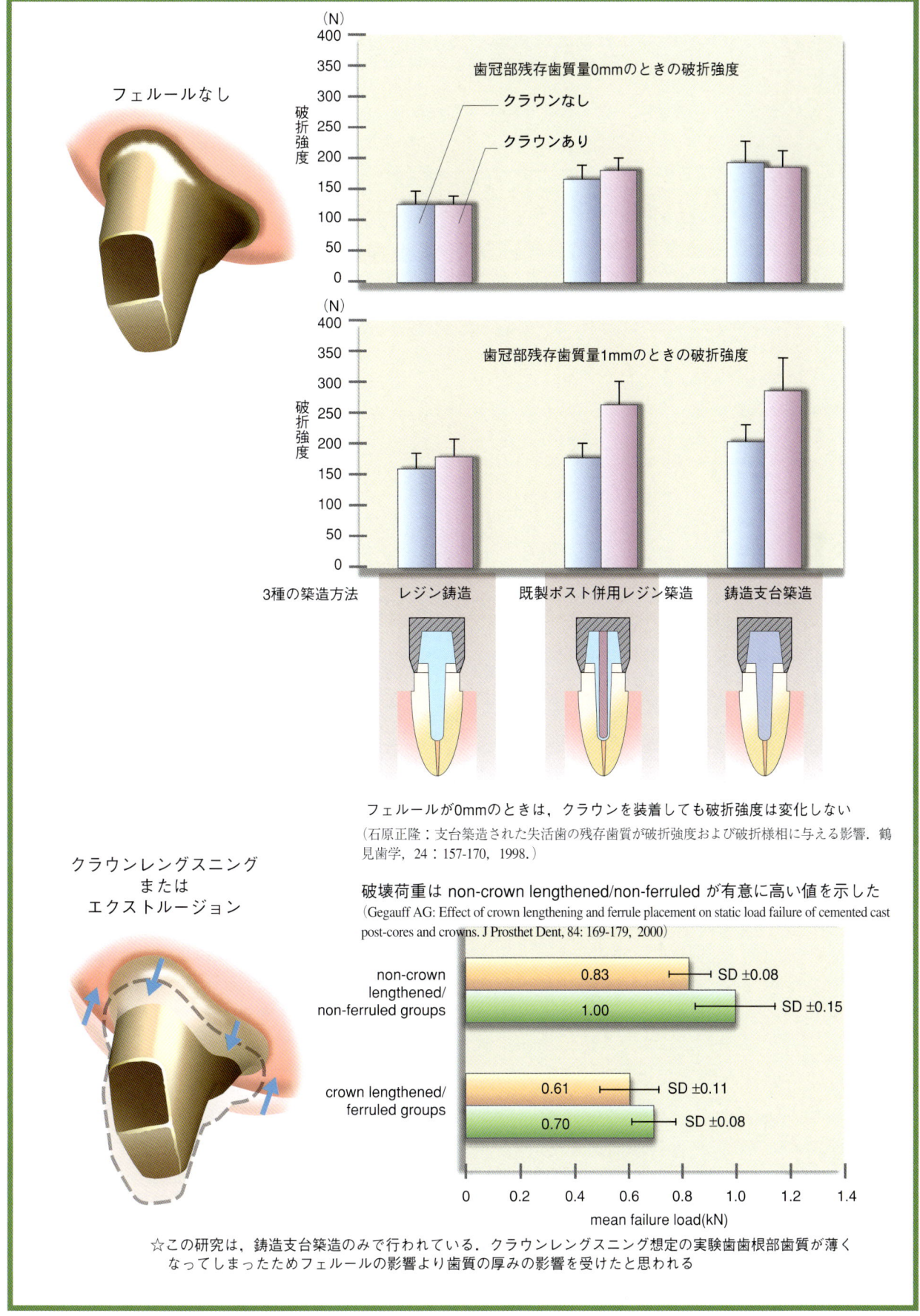

根管形成と支台築造

2

支台築造の考察

Consideration to core build-up

1 支台築造の方法と材料
Methods and materials of core build-up

　支台築造は，支台歯の部位や残存歯質の状態などによって，さまざまな方法や材料を用いて行われる．日本では主に，鋳造体によるもの，成形材料，特にコンポジットレジンに既製ポストを併用するもの，またはコンポジットレジンのみのものがある．ここでは，代表的な材料のみについて整理したい．

1 鋳造支台築造

　現在，日本で広く用いられている方法である．材料には銀合金，金銀パラジウム合金，白金加金，金合金などが一般的である．築造窩洞形成後（1-1），印象採得，作業用模型製作，ワックスアップ，埋没，鋳造，研磨，セメンテーションの手順が必要であるが，安定した結果の得られる方法といえる．臼歯で歯根の平行性がとれない場合は，分割コアを用いることもある（1-2）．

2 既製ポスト

　金属製既製ポストは40年以上の長い歴史があり，今でも多くの種類のポストが市販，使用されている．主流は，ステンレス製のパラレルな形態のもので，保持のための溝や，サンドブラストなどの表面処理が施されているものもある．アメリカではこのポストを用いる方法が一般的で，セメント，アマルガム，またはコンポジットレジンと併用して用いる（1-3）．加えて近年，象牙質の物性に近似した既製ポストとして，ファイバーポストが次々に開発，発売されている（1-4）．

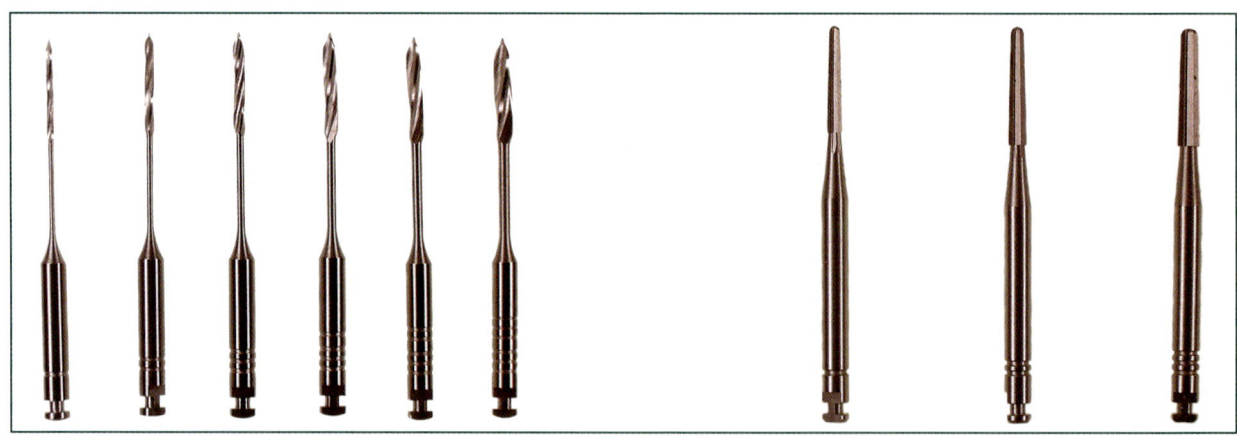

1-1 築造窩洞形成に使用する形成用バー（ピーソーリーマーで順次必要最小限の拡大形成を行いテーパーリーマーで仕上げる）

1-2 分割築造の一例(症例提供：西川義昌先生)

形成 → 印象 → 作業用模型 → 鋳造体 → 装着

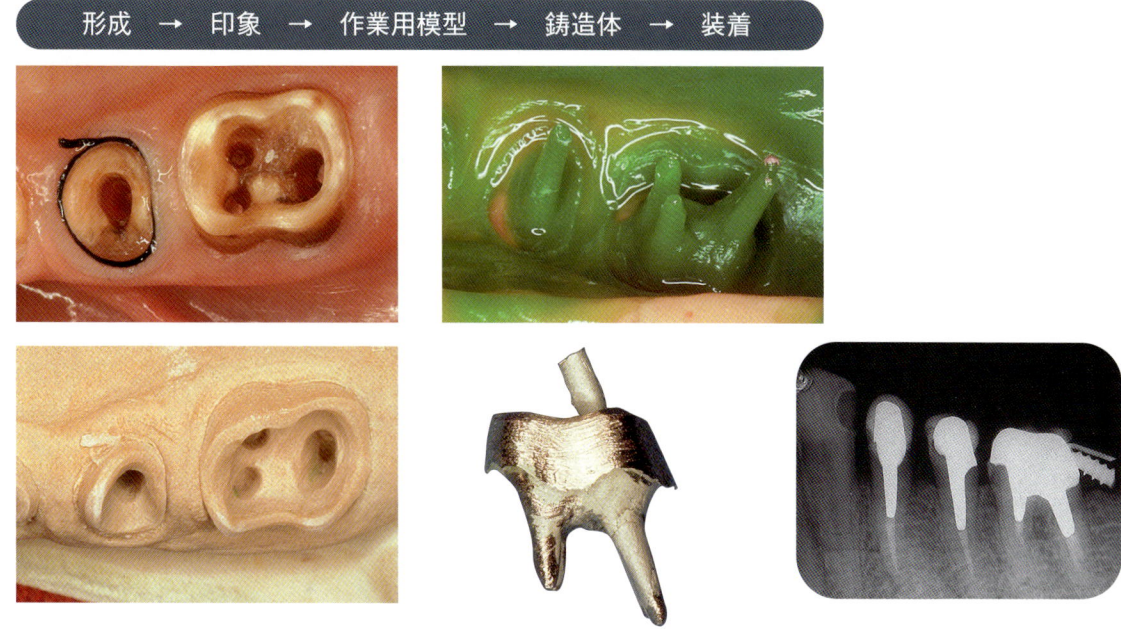

ファイバーポスト(1-5)

1990年代初め，新しいコンセプトの既製ポストとして，象牙質の物性に近似したカーボンファイバーポストが発売された．しかし，この材料は黒色でコンポジットレジンとの接着も弱く，曲げ強さが低かったため普及せず，日本においては認可も下りないうちに衰退した．

現在は，その後開発された，グラスファイバー，クオーツファイバー，シリカ・ジルコニアファイバーによるものが主流で，いずれも白色もしくは半透明で審美性に優れたものとなっており，欧米では30種近く発売されている．これらの新しいポストはカーボンファイバーポストの欠点であった色調，機械的強度，コンポジットレジンとの接着などの問題を補い，また歯根への応力集中の緩和も期待され，注目の的となっている．しかしながら，機械的な強度が増したとはいっても鋳造支台築造には劣り，

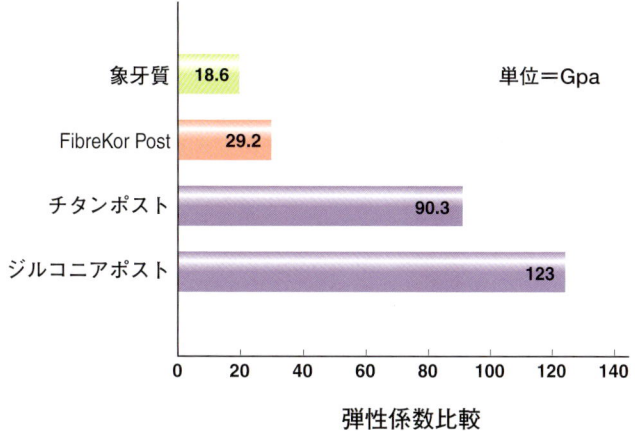

1-3 象牙質と弾性係数の近いファイバーポストに注目が集まっている(ペントロン社のパンフレットより．Powers JM)

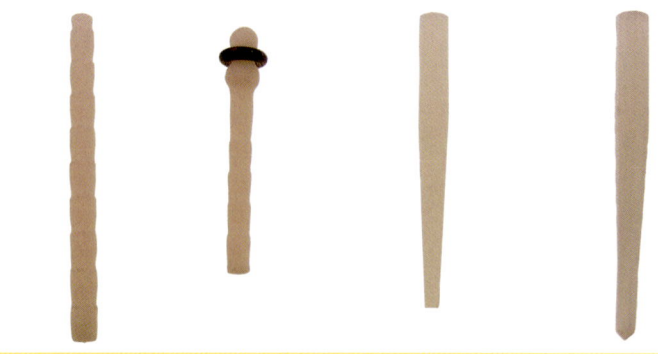

商品名	FibreKor Post	Para Post Fiber White	FRCPostec	D.T.Light Post
メーカー名	Pentron	Whaledent	Ivoclar/Vivadent	Bisco
サイズ	ø1.50mm	ø1.50mm	Size 3	#3

1-4　各種のファイバーポスト

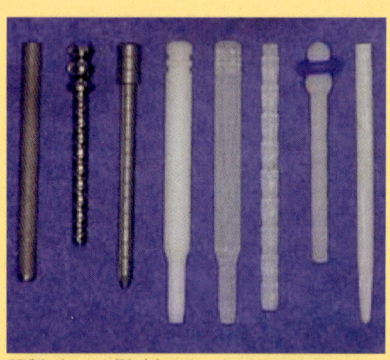

既製ポストの例（左から，CASTWELL M.C., ParaPost XH, AD Post II, 以下ファイバーポスト Aestheti-plus, Light-Post, Fibrekor Post, Para Post Fiber White, Snow Post）

実験材料

商品名	メーカー	ファイバー名	略号
CASTWELL M.C. 12 % GOLD	GC		Au-Pd
ParaPost XH	Whaledent		XH
AD Post II	Kuraray		AD
Aestheti-plus	Bisco	Quarts Fiber	AP
Light-Post	Bisco	Quarts Fiber	LP
Fibrekor Post	Pentron	Glass Fiber	FP
Para Post Fiber White	Whaledent	Glass Fiber	FW
Snow Post	Cabotech	Sillca zirconium Fiber	SP

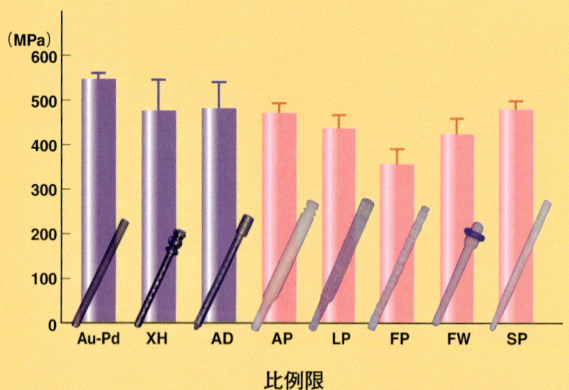

比例限

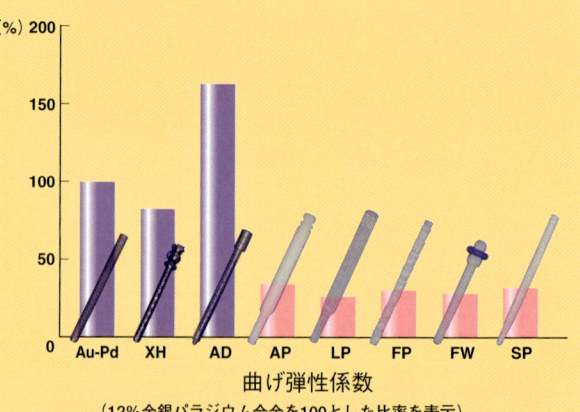

曲げ弾性係数
（12%金銀パラジウム合金を100とした比率を表示）

1-5　ファイバーポストは金属製既製ポストと同等の強度をもつが，弾性があり柔軟性の高い材料である（左グラフは支点間距離10mmでの強度の比較．右グラフは同様の方法で求めた曲げ弾性係数を12％金銀パラジウムを100として表した（資料提供：坪田有史先生）（坪田有史ら：ファイバー系ポスト．歯界展望別冊／今注目の歯科器材・薬剤．医歯薬出版，東京，2002, pp.83-86.）

ポスト先端部の応力が低くなる一方で,クラウンマージン付近の応力は高くなることが報告されている.すなわち,臨床的に,重篤な歯根破折には至らないが,二次齲蝕や修復物の脱離の可能性は増すことが考えられるので,これらを防止する観点からは,レジンセメントによるクラウンの装着,接着による一体化が望ましいと考える.

3 接着性レジン支台築造

1980年代初め,トータルエッチングによるデンティンボンディングを用いた支台築造用のコンポジットレジンが次々と発売された.しかし,当時の大量宣伝や適応症の拡大解釈もあってか,二次齲蝕,脱離などの失敗症例が数多く報告され,1980年代後半には早くも衰退の一途をたどることとなった.近年,象牙質への接着技術が進展し,さらに歯質の保全,ファイバーポストの開発,歯根破折の予防,オールセラミック修復の普及による審美的要求などの観点から,再度レジン支台築造が注目されつつある.

支台築造用コンポジットレジン

過去においては,操作性,象牙質との接着性,切削感などに問題のあった支台築造用のコンポジットレジンも,最近では,より象牙質の物性に近似した製品が開発されている(Table 1-1).特に化学重合と光重合の機構を兼ね備えたデュアルキュアのものが主流である.

Table 1-1 支台築造用コンポジットレジンの機械的性質

	圧縮強さ	間接引張り強さ	3点曲げ強さ	弾性係数	ヌープ硬さ
支台築造用コンポジットレジン*	261.6	47	129.6	17.7	80.8
象牙質	232〜311	42	138〜270	12〜19	68〜70
エナメル質	200〜442	26〜70	80〜90	47〜84	300〜343
アマルガム	300〜422	48〜71	100〜124	14〜62	90〜110
グラスアイオノマー	140〜175	3〜15		20	48

＊クリアフィルフォトコア(クラレ社)

(資料提供:坪田有史先生)

2 鋳造支台築造の問題点
Problems of cast core build-up

鋳造支台築造は，確立した方法ではあるが，レジン支台築造と比較して歯質削除量の多いことが大きな問題である．すなわち，鋳造体を製作するための築造窩洞形成の際に，アンダーカットや鋭利な薄い歯質は，印象の変形，模型操作やセメンテーション時の破折などを考慮すると，保存することは不可能であり，削除形成が必要となる．審美性への欲求が増し，支台歯の色調を透過するオールセラミック修復を行う場合には支台の金属色は大きな障害になる．また，金属アレルギー患者には使用できる金属も限られ，使用する合金によってはイオンの溶出により，歯肉や歯質に着色することもある．その他，来院回数の多さ，経済性，築造体装着までの感染，などもあげられる．

1 除去，再治療の困難

鋳造支台築造は歯質削除量が多く，築造体の除去も容易でないので，本来再治療に適さない処置である．支台歯に装着された築造体を，根尖病変など何らかの理由で除去しなければならなくなったとき，その処置は困難を極める(Table 2-1)．超音波スケーラーや，合釘除去鉗子などを利用する方法もあるが，レジンセメントで装着されたものなどには使用できず，歯根破折やパーフォレーションには十分注意が必要である．

Table 2-1

	鋳造支台築造	レジン支台築造
歯冠歯質の保存	×	○
根管歯質の保存	△	○
再根管治療の難易度	△	○
術者による技術差	△	×
施術法の完成度	○	△
機械的強度	○	△
歯根破折の可能性	×	○
歯頸部の光透過性	×	○
歯肉や歯質への着色	△	○
アレルギー	×	△
処置にかかる日数	×	○
経済性	×	△

2 切削片の歯肉への迷入，二次齲蝕

鋳造体を形成または除去する際には，金属の切削片が口腔内に飛散することが避けられない(2-1)．クラウン形成用のバーで歯肉を傷つけて出血している場合や歯周組織のコントロールができていない部位などは，メタルタトゥーとなるリスクが高いとされている．

2-1　除去の困難

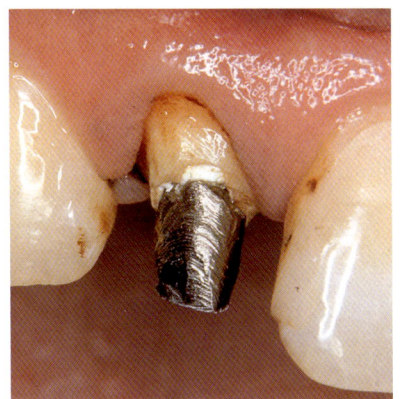

二次齲蝕の場合でも除去が難しい

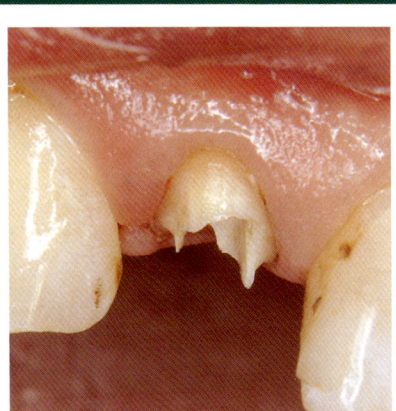

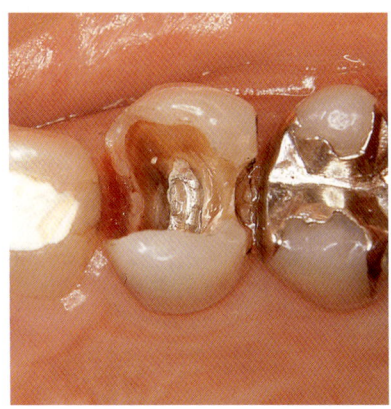

残存歯質が十分にあるにもかかわらず長い鋳造ポストがセメンティングされているケースが少なくない．このケースは打診痛があり再根管治療を必要としたため，このポストインレーを除去しなければならなかった

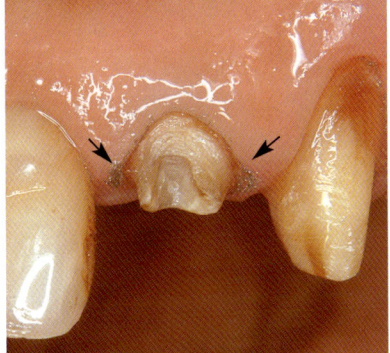

メタルコアを切削したもの．洗浄後も切削片が歯肉に残っている

3 パーフォレーション・歯根破折

根管の中は直視しづらく，不用意なバーの使用はパーフォレーションを招く危険があるため(2-3)，ポスト孔形成時のタービンバーの使用は避けるべきである．根管治療の際の形成を確実にしておくことで，ポスト孔形成時の新たな根管形成量は少なくなる．また，根管壁が形成により薄くなっていると歯根破折を引き起こしやすくなる．

2-2 パーフォレーション

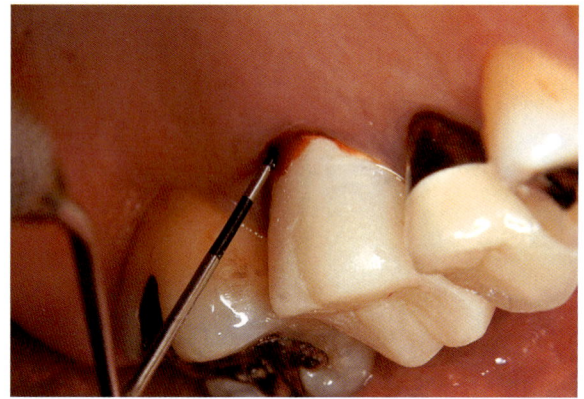
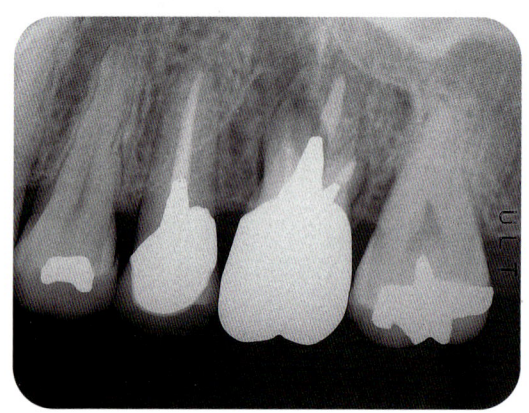

口蓋側のみ深い歯周ポケット（プロービング値6mm以上）を認めた

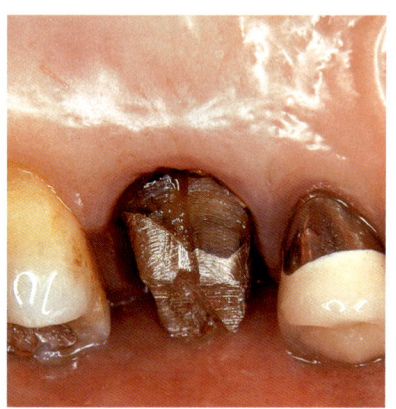
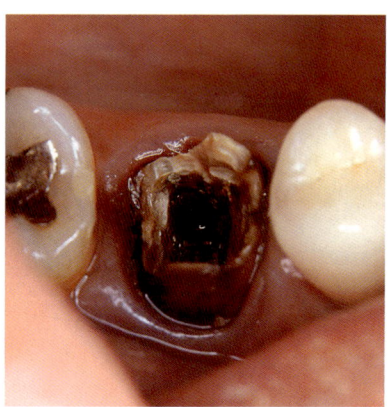

|6 咬合痛，違和感のため冠除去．分割支台築造3本除去後に口蓋根から出血しておりパーフォレーションが認められた

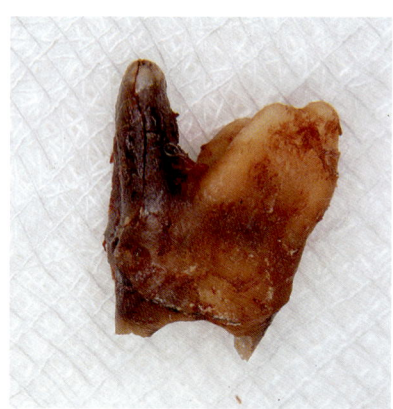

ポスト形成時に根管部の歯質の厚みは確認できないので，パーフォレーションの危険には十分配慮する必要がある

2-3　歯根破折

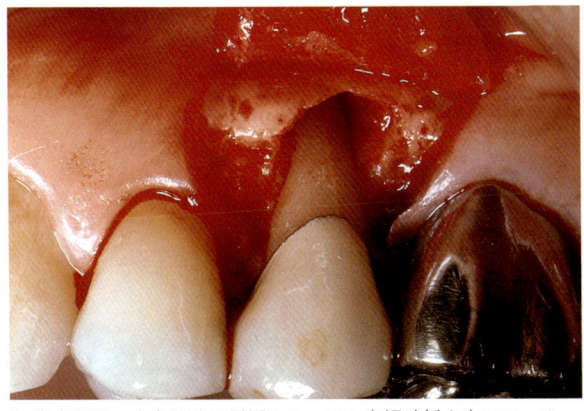
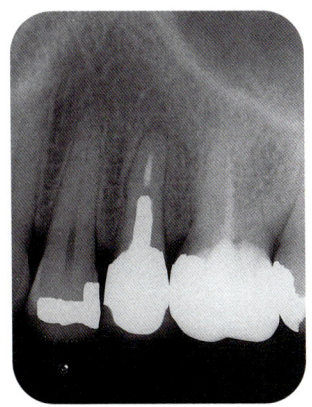

|5 歯肉腫脹，支台築造の影響もあってか歯根破折を生じている

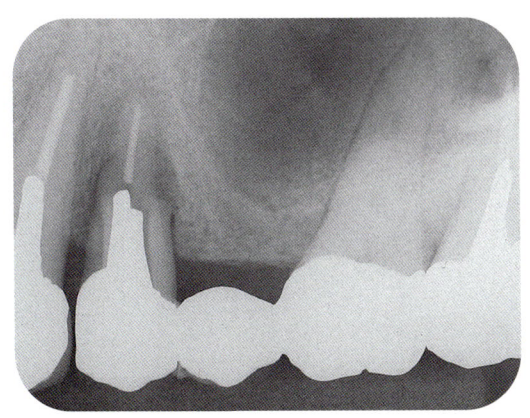

鋳造支台築造の入ったブリッジ支台の歯根破折（症例提供：西川義昌先生）

2-4　亀裂状の破折

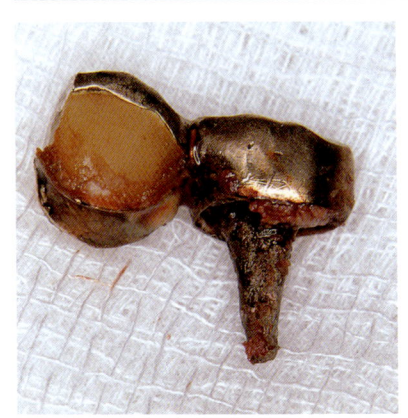
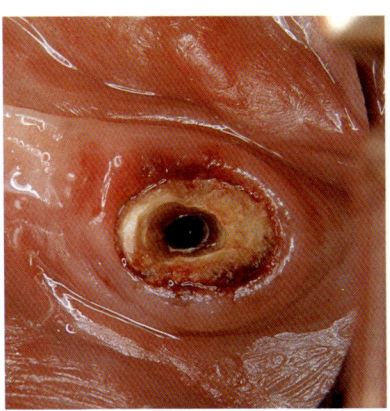
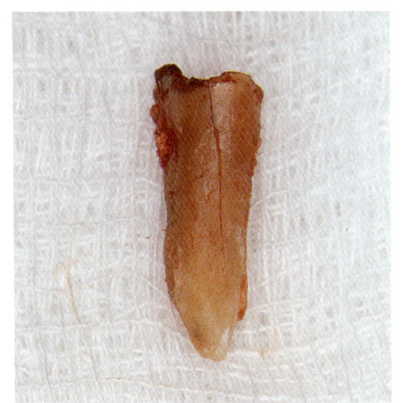

ブリッジの支台歯の亀裂状の破折，|6近心根と|4支台ブリッジ．反対側の臼歯部も欠損しているため過大な咬合力がかかったものと思われる

3 現代の支台築造
Today's core build-up

　鋳造支台築造は，歯冠歯質を削除して歯冠補綴を行う方法である．ポスト孔の形成量，築造体そのものの審美的欠陥，装着時あるいは術後の応力集中に起因する歯根破折，金属の溶出による歯根や歯肉の変色，支台歯形成時の歯肉への金属切削粉の迷入など，さまざまな問題をもっている．また近年，透過性に優れたオールセラミッククラウンの普及とともに鋳造支台築造の審美的障害がクローズアップされることになった．さまざまなオールセラミックのシステムが市販されるようになったが，鋳造支台築造は，マージン部を透過して金属色を反映するために，審美的な欠点は無視できない(3-1)．

　コンポジットレジンによる支台築造が，これらの多くの問題を解決するであろうことは早くから予想されていたが，金属鋳造体に比べて，単に安価で簡便な方法と受け取られ普及したきらいがあり，金属に匹敵する強度要求を満たする築造方法として確立されるには至らなかった．またコンポジットレジンは金属鋳造体と比較すると耐久性に劣り，接着シ

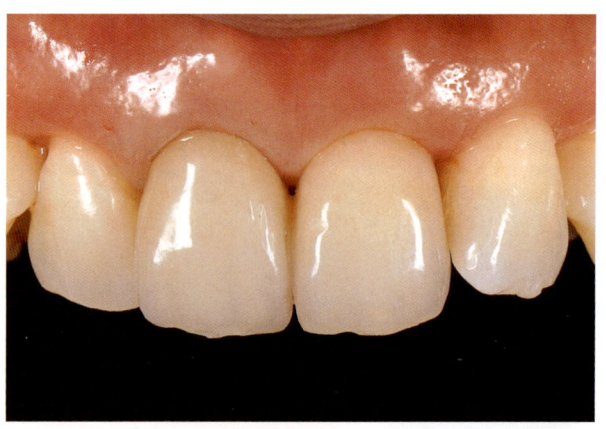
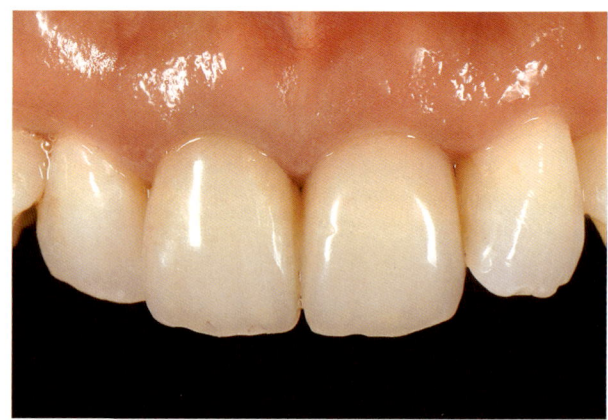
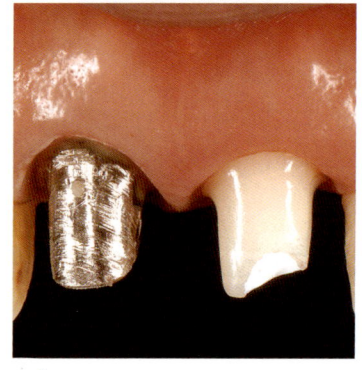
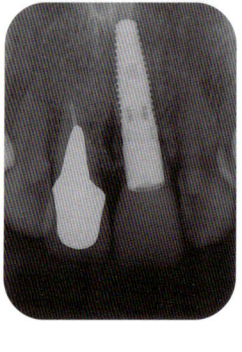
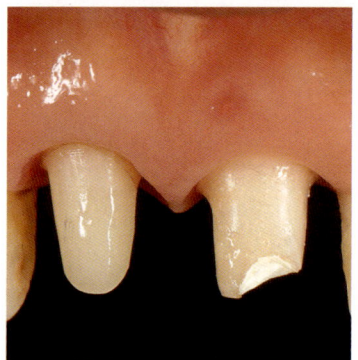

3-1 1|はメタルコアを除去せずにプロビジョナルを装着したが，|1 の酸化アルミニウムのアバットメント（プロセラ）に比較して歯頸部の明度が低い．右はファイバーポスト(FibreKor Post；ペントロン社)とコンポジットレジン(BUILD-IT；同社)によるレジン支台築造にて再製後(症例提供：日高豊彦先生)

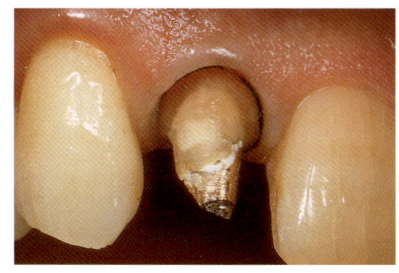
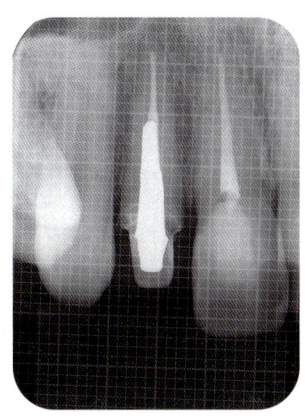
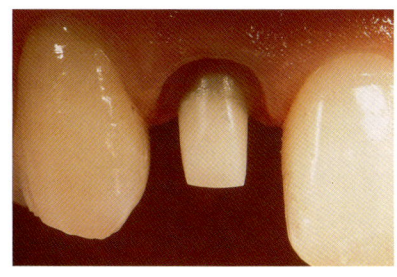
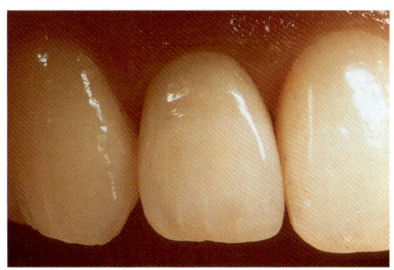

3-2 レジン前装鋳造支台築造（症例提供：西川義昌先生）．鋳造支台築造の金属色を隠す苦肉の策であった

　ステムは術式も繁雑であったために，経年的に信頼できる方法として評価を受けるには，支台歯象牙質との接着による一体化の概念が確立するのを待たなければならなかった．象牙質に対する接着システムは，すでにコンポジットレジン修復では良く知られるところとなっていたが，その考え方が支台築造にも導入されることにより，レジン支台築造は大きく変化を遂げたのである．そして機械的強度の問題は，ファイバーポストの利用によってほぼ解決を見た．

　このように「接着性コンポジットレジン支台築造」は，審美性に優れているだけではなく，修復治療におけるメタルフリーの流れにも合致するものである．また支台歯との一体化が可能で，ある程度アンダーカットのある形態が許容されるため，根管内歯質を不要に削除することがない．この意味でミニマルインターベンションの要請にも合致するものであった．

　接着性コンポジットレジン支台築造が信頼性を得ることにより，新たにクローズアップされた審美性の問題は簡単に解決された．つまり，失活歯に対しても，生活歯と類似の装着環境を付与することが可能となったからである．そして，オールセラミック修復物は単独歯の修復にとどまることなく，現在では，前歯部であれば3ユニットブリッジにも応用されるようになっている．オールセラミッククラウンの初期に苦肉の策で用いていたセラミックポストやレジン前装鋳造支台築造（3-2）は，接着性コンポジットレジン支台築造に移行し，レジン単体での強度的な問題を補完できるファイバーポストが開発，市販され，臨床への普及はますます加速している．

1 鋳造支台築造と接着性レジン支台築造の比較

接着性レジン支台築造は，その力学的性質において，従来の鋳造支台築造に勝るものになりうるのか，その比較が行われている(3-3)．

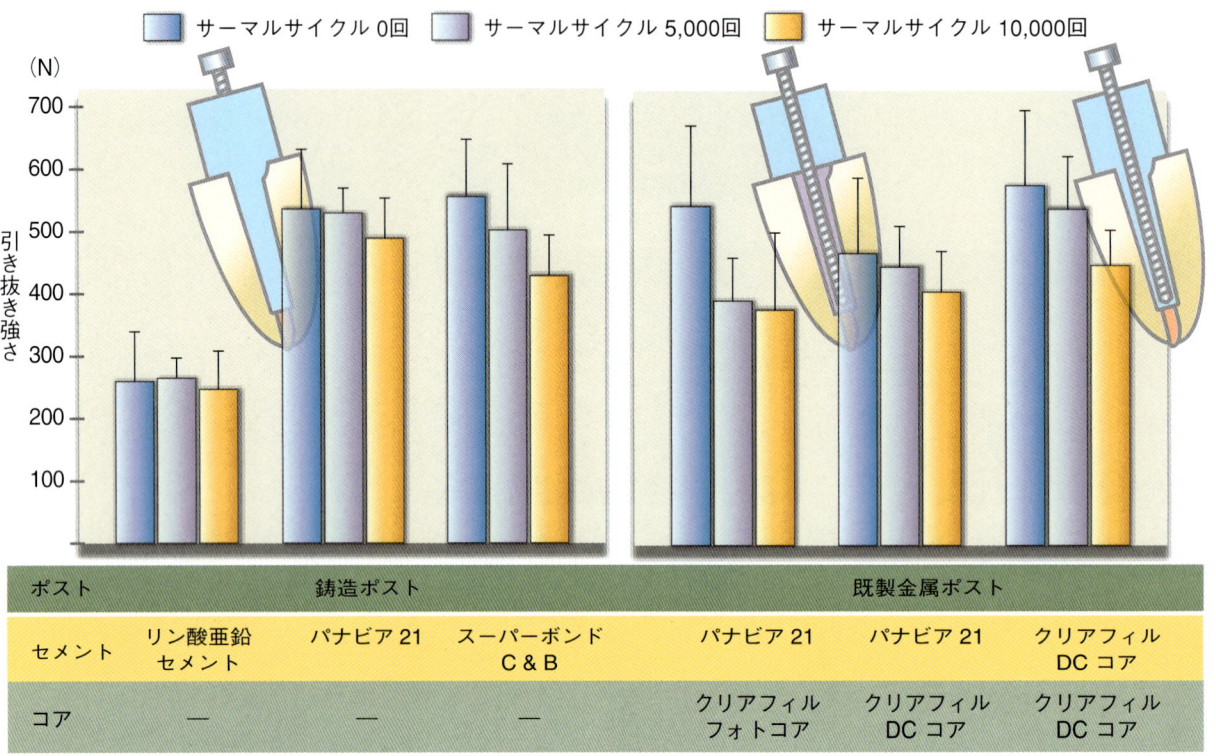

3-3 鋳造支台築造とレジン支台築造の比較
セメント合着に比べて接着性セメントの明らかな優位性が示されたが，接着性材料を使うならば，両者は同程度の値を示す．しかし，レジン支台築造のほうがサーマルサイクルによる影響を受けやすいことが示唆された(天川由美子：鋳造支台築造とレジン支台築造の保持力に関する研究．補綴誌，42(6)：1054-1065，1998．)

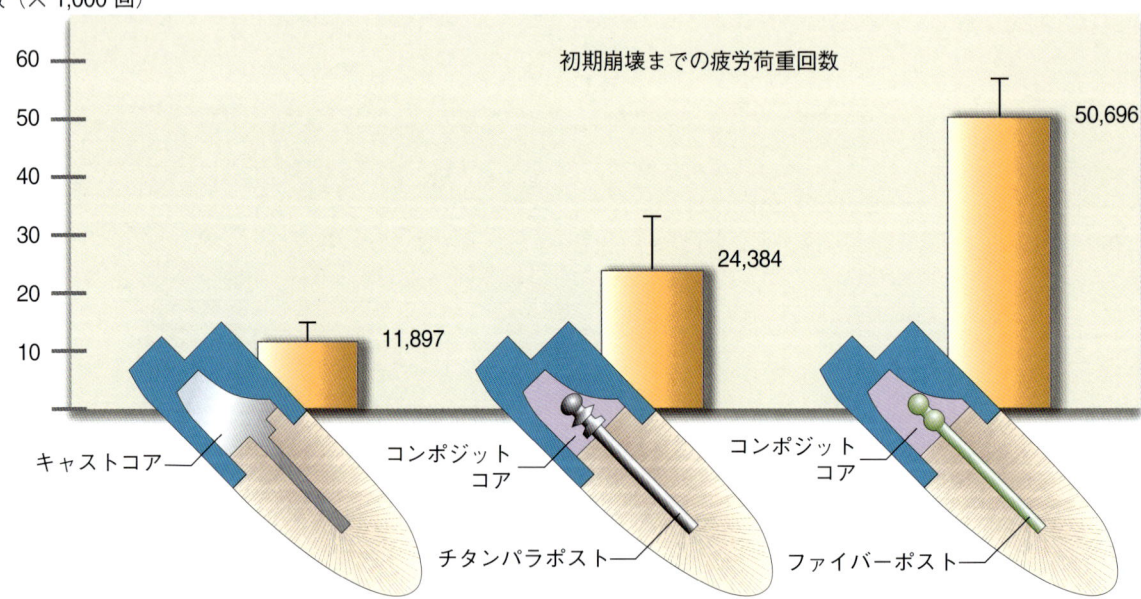

3-4 疲労試験では，ファイバーポスト併用コンポジットレジンコアが，最も高い疲労荷重回数を示し，クラウンの維持に有利である結果を示した(Goto Y, Nicholls JI, Phillips K, Junge T: Fatigue life of endodontically treated teeth with three different post and core systems. J Prosthet Dent(in press))

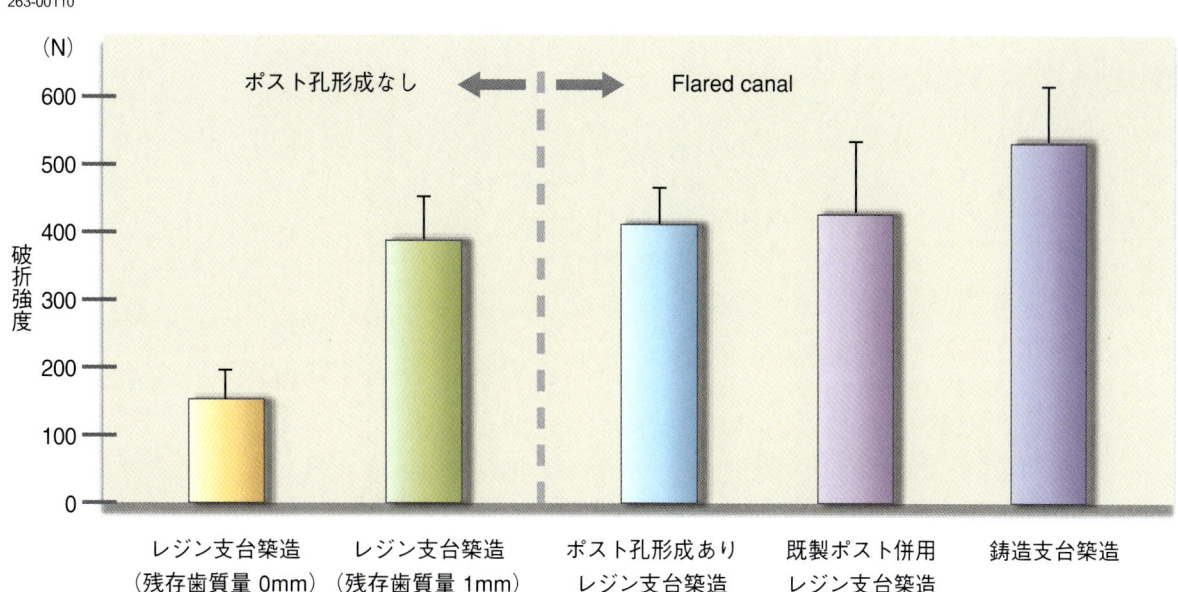
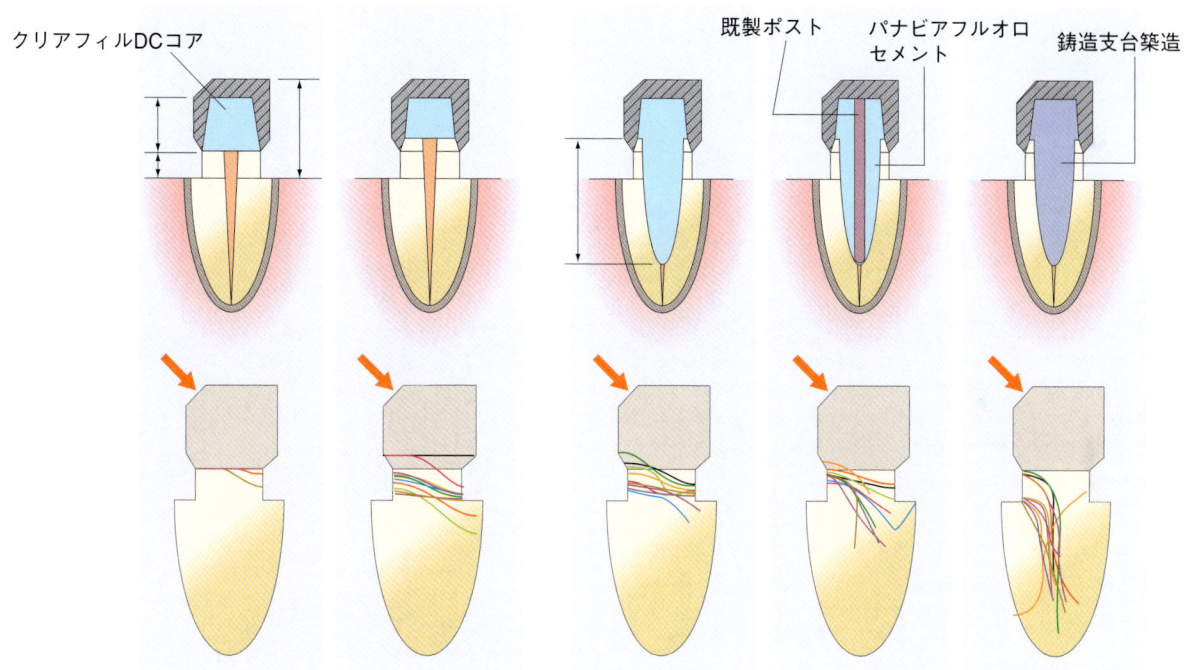

3-5 破折強度を比較すると,レジンのみによる支台築造は他と同様の破折強度を示すとともに再治療可能な破折様相を示したことが注目される(橋本 興,坪田有史:漏斗状ポスト孔の支台築造に関する研究.補綴誌,46:54-63,2002.)

2 接着性レジン支台築造の要件

　接着性レジン支台築造と鋳造支台築造の最も異なる点は，歯質の削除量である．すなわち，レジン支台築造の臨床像は，仮に歯冠部歯質の崩壊した歯であっても，十分なフェルールが確保できれば，病変部を取り除くのみで，コアのための根管形成とポストの装着は不要である（3-6）．また，鋳造支台築造では遊離歯質とされる裏打ちのない歯質は，鋳造体に対する強度の問題から削除形成が必要であったが，レジン支台築造においては接着による一体化が期待できる．まだ，臨床応用されてから歴史が浅く長期的な予後調査はないが，この術式の可能性は広がっている．

　注意しなければならないことは，コンポジットレジンがテクニカルセンシティブな材料であるため，高度な技術とトレーニングが必要であることを忘れず，感染歯質の除去やフェルールの確保，防湿など，基本的な手順を遵守し，すべてを接着力だけに頼ってはならないことである．

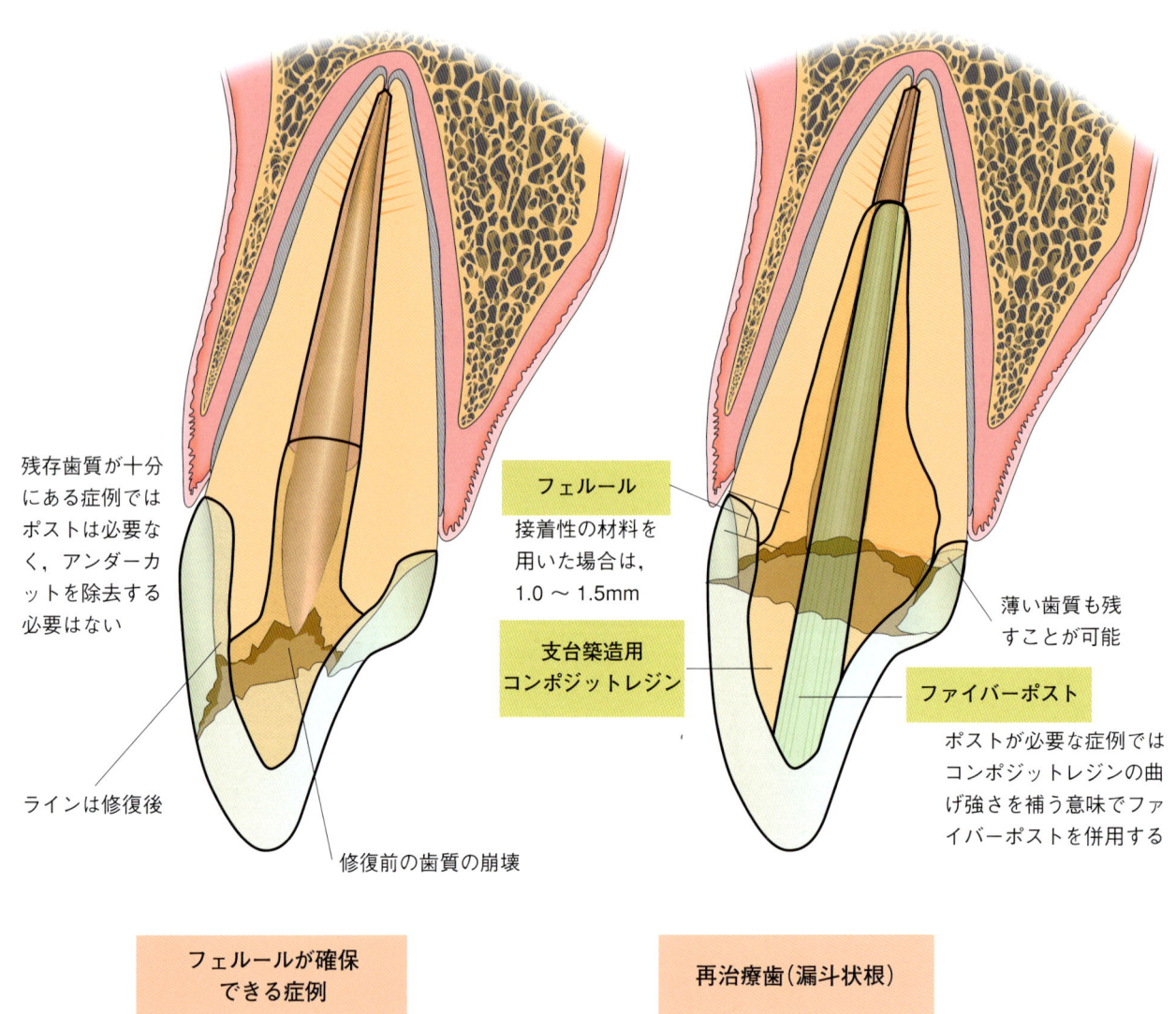

3-6　前歯および臼歯の接着性レジン支台築造の構造

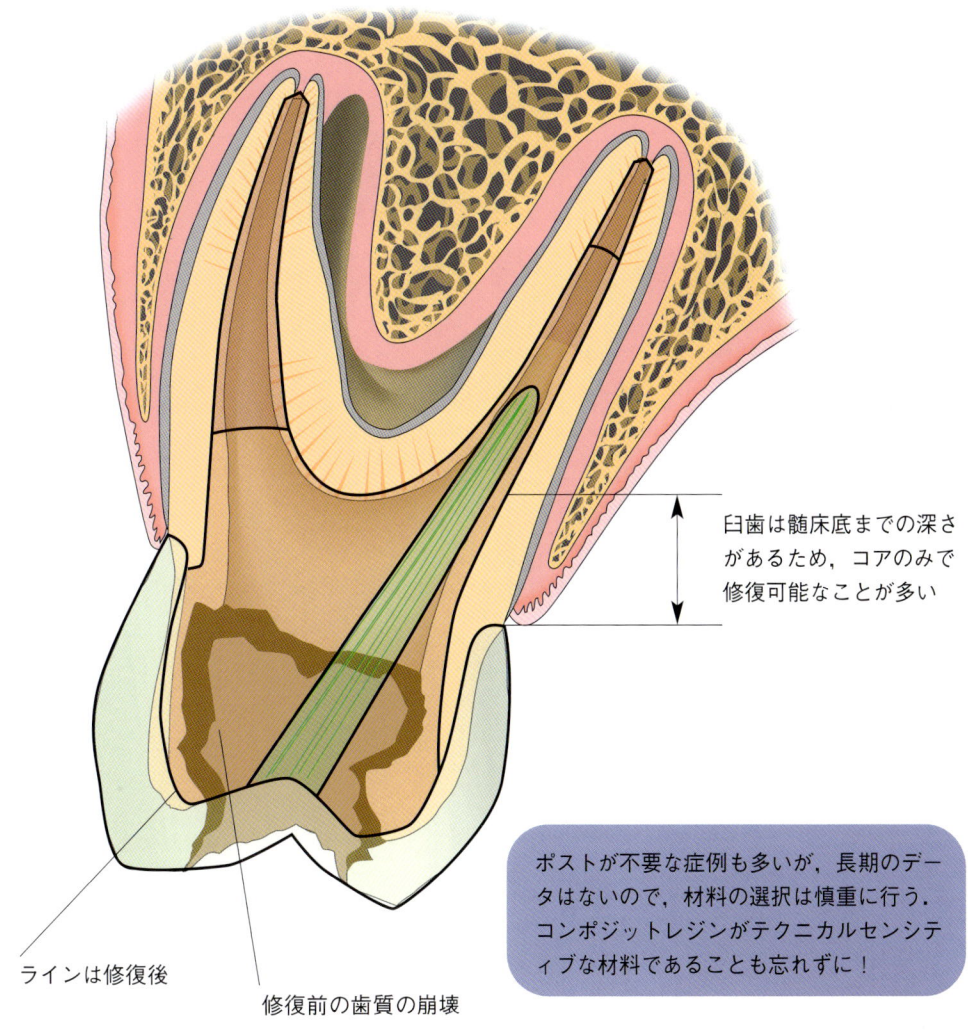

臼歯は髄床底までの深さがあるため、コアのみで修復可能なことが多い

ポストが不要な症例も多いが、長期のデータはないので、材料の選択は慎重に行う。コンポジットレジンがテクニカルセンシティブな材料であることも忘れずに！

ラインは修復後

修復前の歯質の崩壊

3 現代の支台築造（接着性レジン支台築造）例

3-6 に示した理想的な接着性レジン支台築造による修復ほどではなくとも，これまでとは概念を画するような生体の保全と審美性の獲得を実現できた症例は多い．筆者らは，約3年前から，ほとんどの症例においては接着性レジン支台築造を用いている．3-7 は，それらの典型的な症例である．

また，万一築造されたコンポジットレジンが破折しても鋳造支台築造のトラブルとは異なり，そのリカバリーは容易であるが，適用にあたっての診断は綿密に行わなければならない（3-8）．

3-7 間接法における前歯のレジン支台築造例

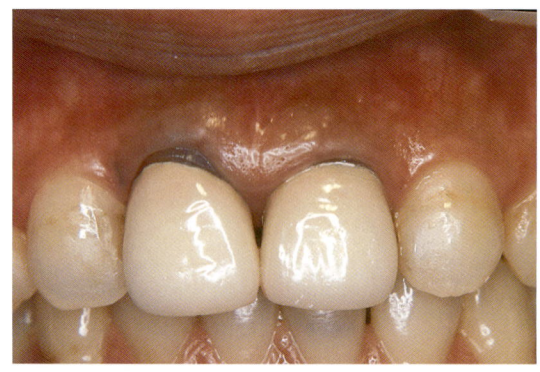

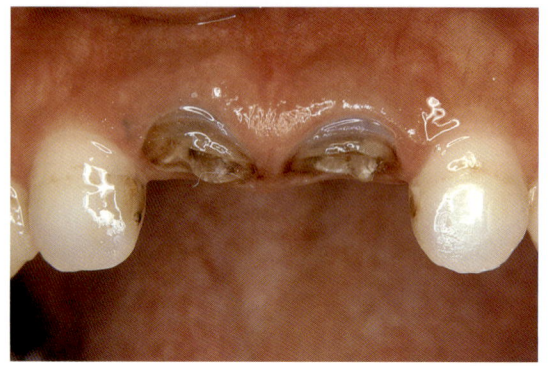

ファイバーポストがポスト孔に適合しない症例については間接法を選択している

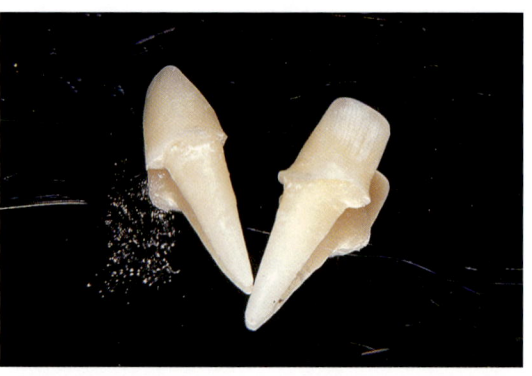

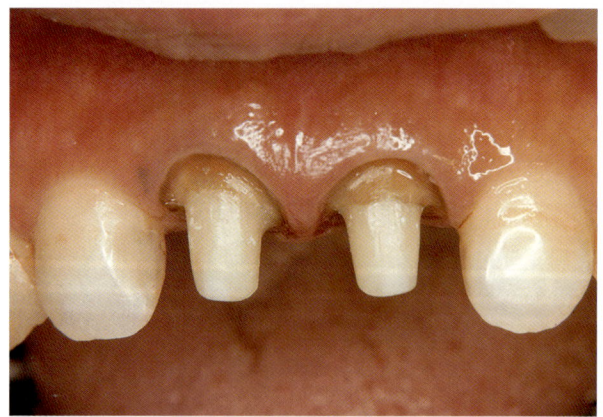

3-8 臼歯のレジン支台築造例

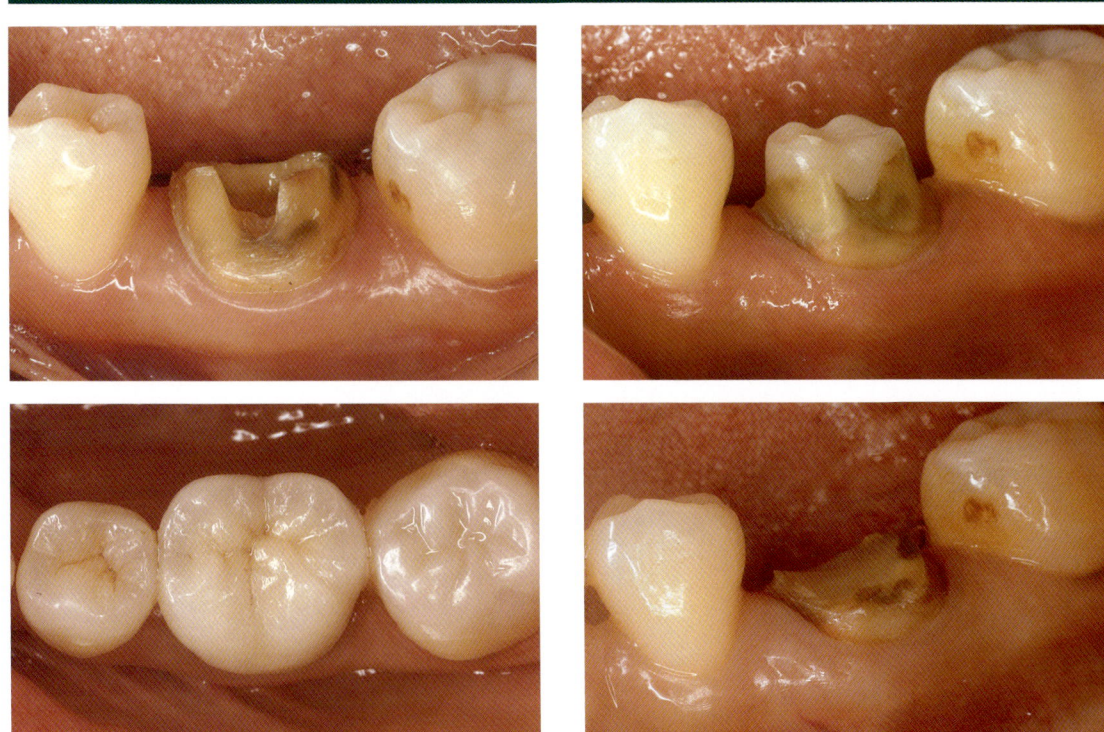

レジン支台築造のトラブル
全周にわたり十分なフェルールが残存していたため，直接法によりレジンのみによる築造を行った．適合のよいオールセラミッククラウンを仮着．リムーバブルプライヤーで除去時にコアごと歯冠部で破折

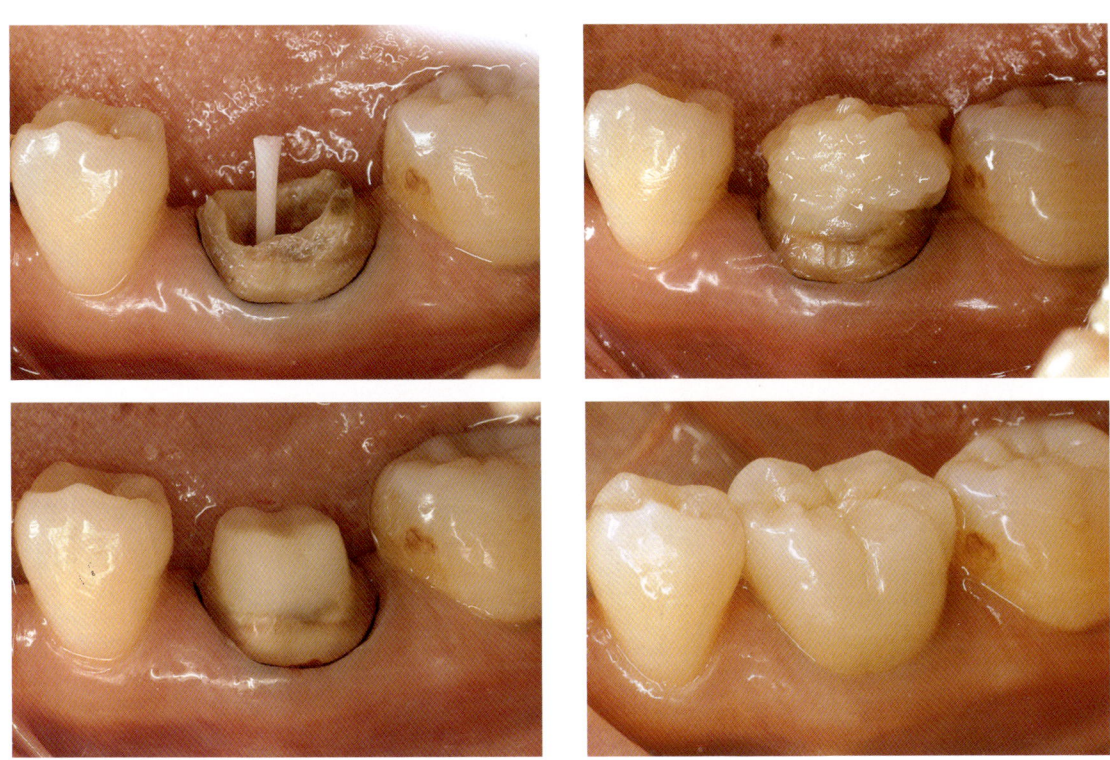

再築造
ファイバーポストを用い再度レジン支台築造を行った（症例提供：西川義昌先生）

4 支台築造におけるボンディングシステム
Bonding system for core build-up

1 失活歯における接着の意義

日常臨床において失活歯の破折を多く目にする．失活歯は歯髄が失われるため象牙質内の水分量が低下し，生活歯に比べ一般に脆くなると考えられてきた．しかし，生活歯と失活歯の機械的強度に大きな差は認められないという報告もある(Huang 1992, Sedgley 1992)．失活歯の機械的強度が減弱する大きな要因は歯質の劣化よりもむしろ残存歯質の量が少なくなることである(Reeh 1989)．

失活歯は通常，齲蝕や根管治療により隣接面や咬合面が失われ，さらに修復処置により多くのエナメル質が削除されるために，歯の機械的強度は大きく低下する．生活歯と失活歯ともに修復歯面数が多いほど破折頻度が増す傾向にあり，生活歯の破折は歯冠部から歯肉縁部に，失活歯の破折は歯肉縁下に及びやすいことが報告されている．これらの報告から歯質欠損部に対する従来の修復処置が歯質の補強になっていなかったことが明らかになってきた．

従来の修復物の多くは，歯質と異なる弾性をもつ金属で，リン酸亜鉛やグラスアイオノマーといった機械的嵌合力に依存するセメント合着により装着されていた．これらの無機セメントは加水分解による崩壊率が高く，時間の経過とともにマージン部のセメントが徐々に溶け出し，二次齲蝕や脱離，またメタルポストの歯根への応力集中を生み歯根破折の一

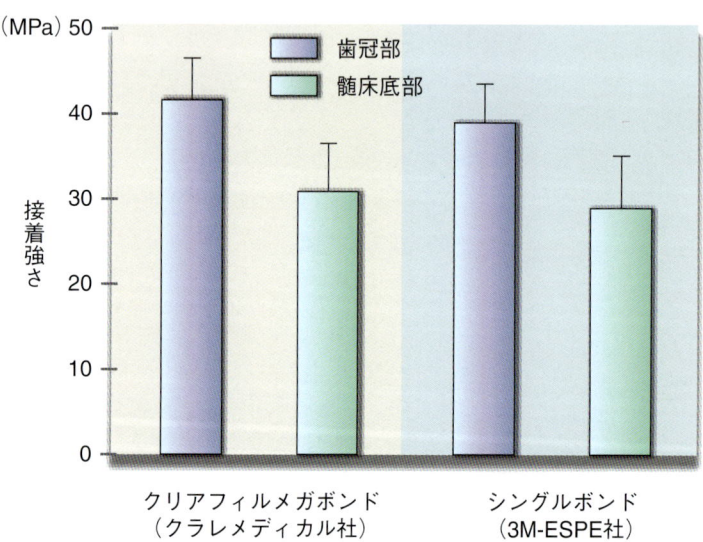

4-1 ボンディング剤のヒト大臼歯歯冠部および髄床底部象牙質に対する微小せん断接着強さ
(Toba S *et al*.: Micro-shear bond strenghs of resins coronal dentin versus the floor of the pulpal dentin. Am J Dent, 16: 51A-56A, 2003.)

因ともなってきた．

　近年の接着技術の飛躍的進歩により，修復物の装着は合着から接着へと移行した．失活歯であっても歯質崩壊が少ない場合には，接着力を生かすことによりコンポジットレジンのみによる修復も可能となった．歯質崩壊の大きな歯冠修復においては，上部構造のためのコア部と，その維持のためのポスト部が歯質と一体化することが望ましい．

　鋳造支台築造の保持力を引き抜きテストで調べてみると，従来のリン酸亜鉛セメントに比べて接着性レジンセメント（パナビア 21，スーパーボンド C & B）は約 2 倍の保持力を示している（46 ページ，天川 1998）．また，ポストコアシステムの初期崩壊までの疲労荷重試験からもリン酸亜鉛セメントに比べて接着性レジンセメントのクラウン維持力が，飛躍的に増していることがわかる（Goto ら）．

　ここでは接着性レジンセメントが従来の合着用セメントと比較し，はるかに強い維持力を示すメカニズムと，支台築造における被着体である象牙質の構造を理解し，象牙質接着理論について概観するとともにコンポジットレジンや金属，またファイバーポストなどとの接着についても整理する．

2 象牙質の組成と構造

　支台築造における接着の対象は，象牙質であり，特に歯根部の歯髄側面や髄床底部が接着の対象となるが，的確な接着操作を行うためには象牙質の組成や構造を理解する必要がある．

　象牙質の約 70 % は無機質のハイドロキシアパタイトであり，約 20 % が有機質のコラーゲン線維などで，残り約 10 % が水分である．エナメル質は 95 % 以上が小柱構造のハイドロキシアパタイトであるのに比べ，象牙質の結晶構造はかなり小さな板状をしており，コラーゲン線維にアパタイトの結晶が密に付着し石灰化している．

　象牙質の構造は歯髄側より放射状に象牙細管が走行し，その周囲を石灰化度のやや高い管周象牙質が取り囲み，その間を石灰化度の低いコラーゲン線維に富む管間象牙質が占めている（4-3）．象牙細管の直径は歯髄側で大きく（歯冠部：約 $3\mu m$，根中央部：$2\mu m$，根先部：$1.4 \sim 2\mu m$），表層で小さい（$\leq 1\mu m$）．$1mm^2$ 当りの象牙細管数は，歯髄側で 48,000 ～ 58,000 本と多く，表層では 8,000 ～ 20,000 本と少ない．また，象牙細管の体積は，歯髄側で 22 % を占めるが，表層近くでは約 1 % であるといわれている（4-2）．さらに髄床底部の象牙細管は歯冠部に比べて走行が不規則で，径も非常に細く，数も少ない．

　象牙質の構造は，このように部位により異なっており，接着強さもこの構造の違いに影響を受ける．

　最近の接着システムを用いて，ヒト大臼歯歯冠部と髄床底部象牙質とを調べると，歯冠部象牙質よりも髄床底部のほうが接着強さが低い傾向を示す（4-1）ことが報告されている（Toba ら 2003）．

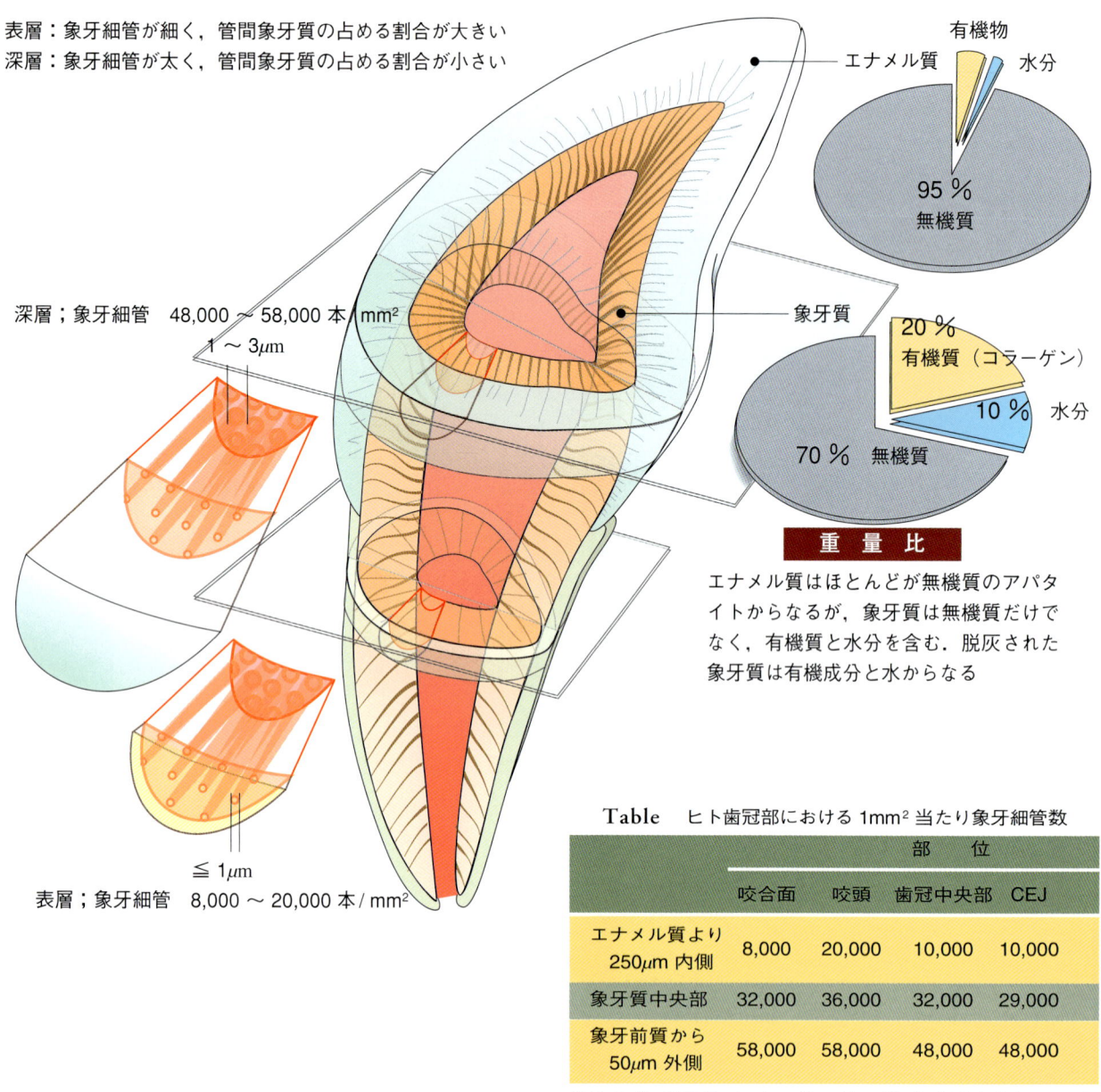

4-2 象牙質の構造

3 象牙質に対するさまざまな接着理論

通常，象牙質の切削された面や根管拡大された面は，削り屑（スメア層）によって覆われている（4-3）．象牙質接着ではこのスメア層を除去し，接着に適した状態にしなければならない．このためリン酸やクエン酸，またEDTA（エチレンジアミン四酢酸），セルフエッチングプライマーでは酸性モノマーなどが用いられている．象牙質へのさまざまな接着理論が存在しているのは，このスメア層の溶解方法と，露出した象牙質面にいかに接着性モノマーを浸透させ，硬化させるかについての考え方の違いによるものである．

中林(1982)は，象牙質接着のメカニズムが，樹脂含浸層によるものであることを示した．樹脂含浸層とは酸によって脱灰された象牙質表層にレジンモノマーが浸透し重合硬化した部分をいう．酸によって象牙質表層は，浅い部分からグラデーションを描くようにアパタイトが失われ，脱灰部には有機質のコラーゲン線維網が残るが，そこにレジンモノマーが拡散して浸透し重合硬化して樹脂含浸層が形成される．

このメカニズムの解釈において，樹脂含浸層の厚みが重視される傾向があったが，現在では，いかに良質で耐久性のある接着層を得るかが重要であると考えられるようになっている．新しいセルフエッチングプライマーでは，樹脂含浸層が非常に薄く 1μm 以下となっても，象牙質への接着強さが向上している．接着性レジンモノマーの歯質への浸透性が向上し，樹脂含浸層が部分的に脱灰された層や，さらに脱灰の及んでいない象牙質に移行し(Yoshida 2003)，酸にもアルカリにも抵抗する層ができることが報告されている(Tsuchiya 2003)．

化学的接着においても象牙質のコラーゲン線維周囲に残存するアパタイトが，機能性モノマーと化学的結合するためのレセプターとして働くことが解明され始めている．このように新しいボンディングシステムの理論では，ナノレベルでの機械的嵌合による結合と化学的結合の二通りのメカニズムが考えられている．

現在，象牙質接着システムは，海外のメーカーが主導のウェットボンディング法，国内メーカー主導のセルフエッチングプライマーを用いた接着，EDTA と GM(グリセリルモノメタクリレート)を用いた接着システム，スーパーボンドの接着システム，AD ゲルを用いた接着などが臨床応用可能である．ここでは，それぞれのシステムを比較検討する．

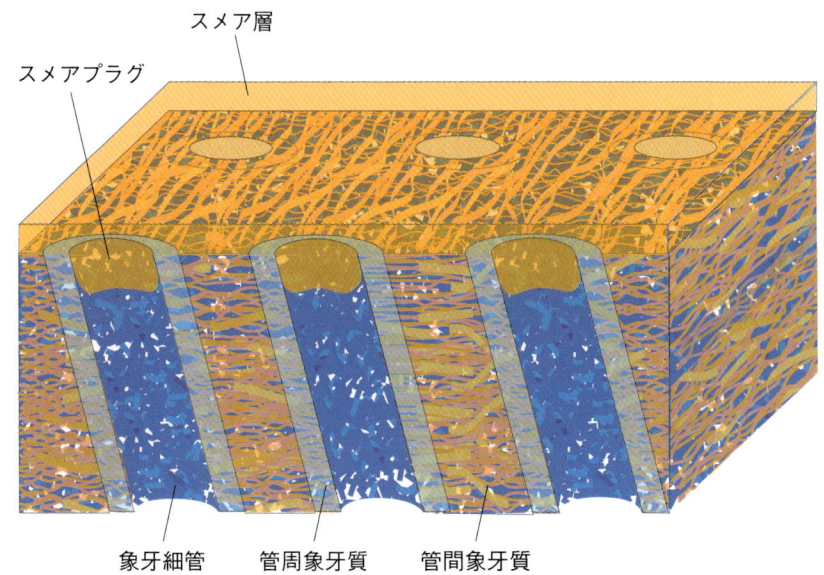

4-3　スメア層に覆われた切削後の象牙質断面

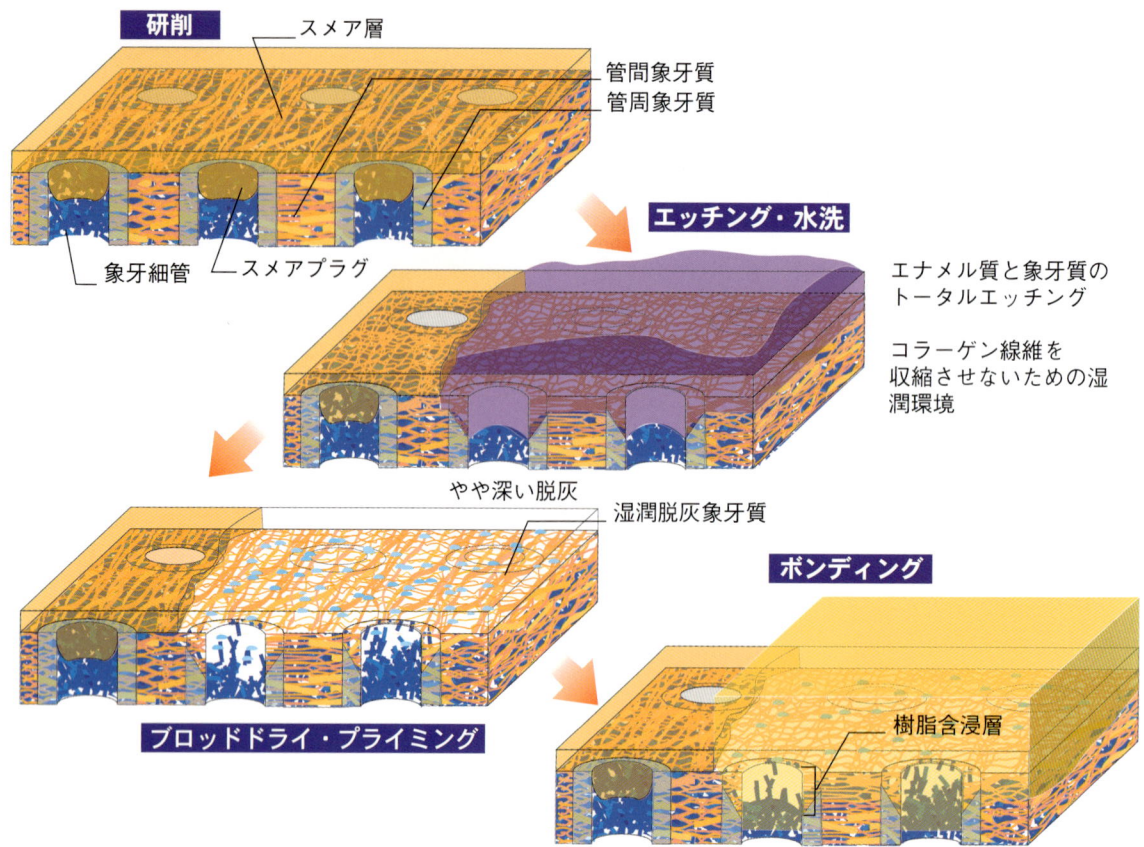

4-4 トータルエッチングの象牙質部分のウェットボンディング概念図

(1) ウェットボンディング法(4-4)

象牙質をエナメル質と同様にリン酸でトータルエッチングするボンディングシステムで，エッチング後に水洗乾燥させると露出したコラーゲン線維のネットが収縮してしまい接着性モノマーの浸透を妨げてしまう．そこで水洗後乾燥させずに（ブロッドドライ）多少ウェットな状態を保ち，プライマーの入ったボンディング剤を塗布し，アルコールやアセトン溶媒により水と接着性モノマーを交換し重合させる接着法である．

この接着様式を用いるメーカーは欧米が主であり，脱灰象牙質を適度なウェット状態に保つのが難しく，テクニカルセンシティブであるといわれている．脱灰象牙質に対し接着性モノマーが十分浸透していない場合には，接着面に水分が残り，微少漏洩（ナノリーケージ）の原因となる．山本ら（2000）は，象牙質面を乾燥させると有意に接着力が低下し，再度湿潤環境に戻しても接着力は回復しないと報告している．そこで象牙質のみの接着であればトータルで処理するエッチング時間を短く（数秒）し，多少水分が多めの状態で多数回ボンディング剤を塗布し，水分と接着性モノマーを完全に交換できれば良好な接着が得られる．

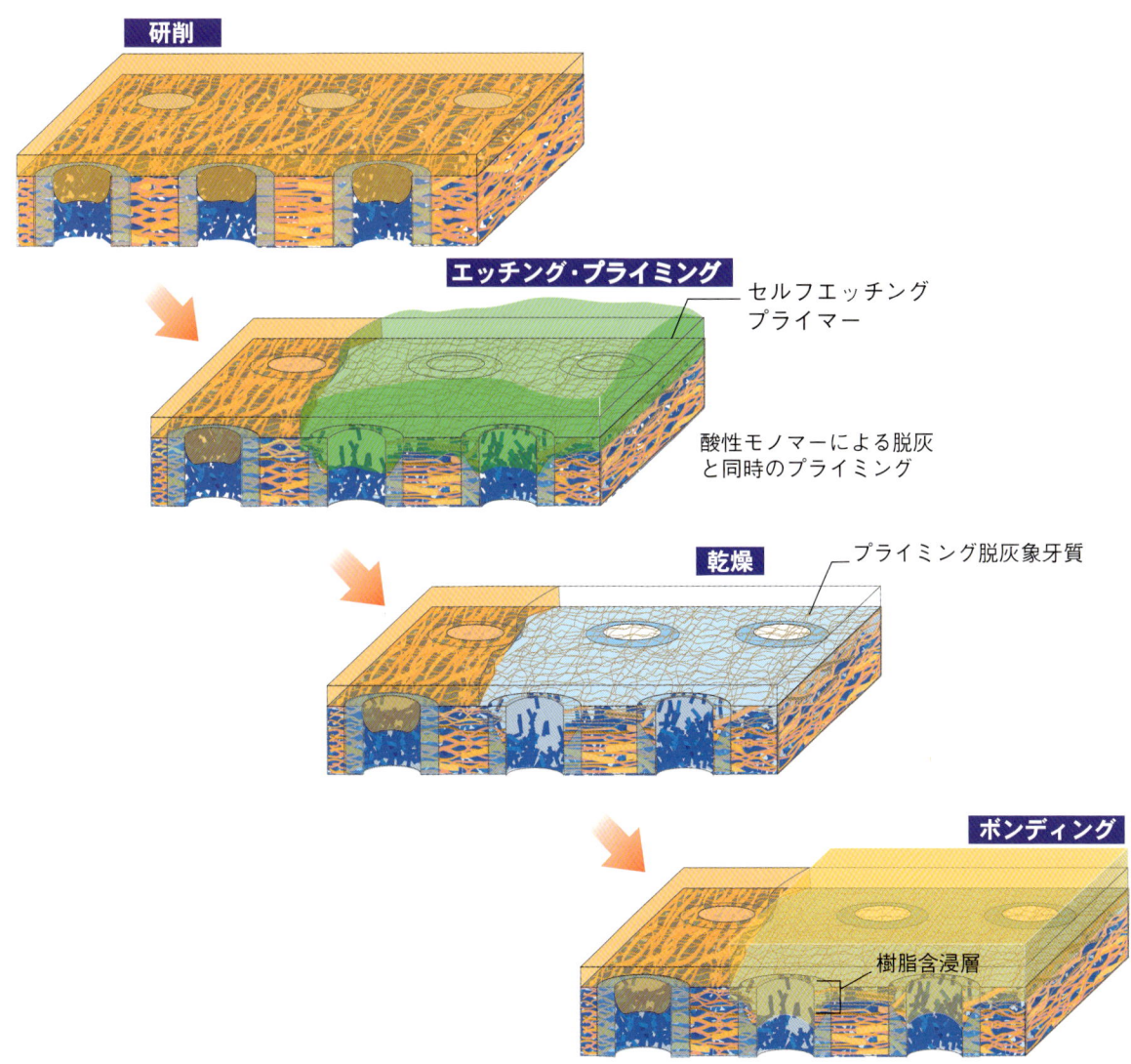

4-5　セルフエッチング＋プライマーの象牙質接着概念図

(2) セルフエッチングプライマー(4-5)

　現在，わが国のメーカーが推奨する接着システムであり，欧米のメーカーもこの接着システムを開発し，製品化し始めている．

　この接着システムは，象牙質に対する接着性の向上と脱灰象牙質の残留を作らないことを目的としている．酸性モノマーにより脱灰とプライミングを同時に行い，水洗が不要であるなど操作性も改善されている．現在，接着操作が2ステップのものと1ステップのもの，脱灰作用がマイルドエッチング(pH = 2)とストロングエッチング(pH < 1)のタイプに分かれる．象牙質への接着を考えれば，コラーゲン線維周囲のアパタイトの残留が多いマイルドタイプが推奨される．さらに重合時に残留するスメア粒子や，水や有機溶媒の残留も少ない2ステップタイプが，最も象牙質に対して安定した接着が得られるシステムである．

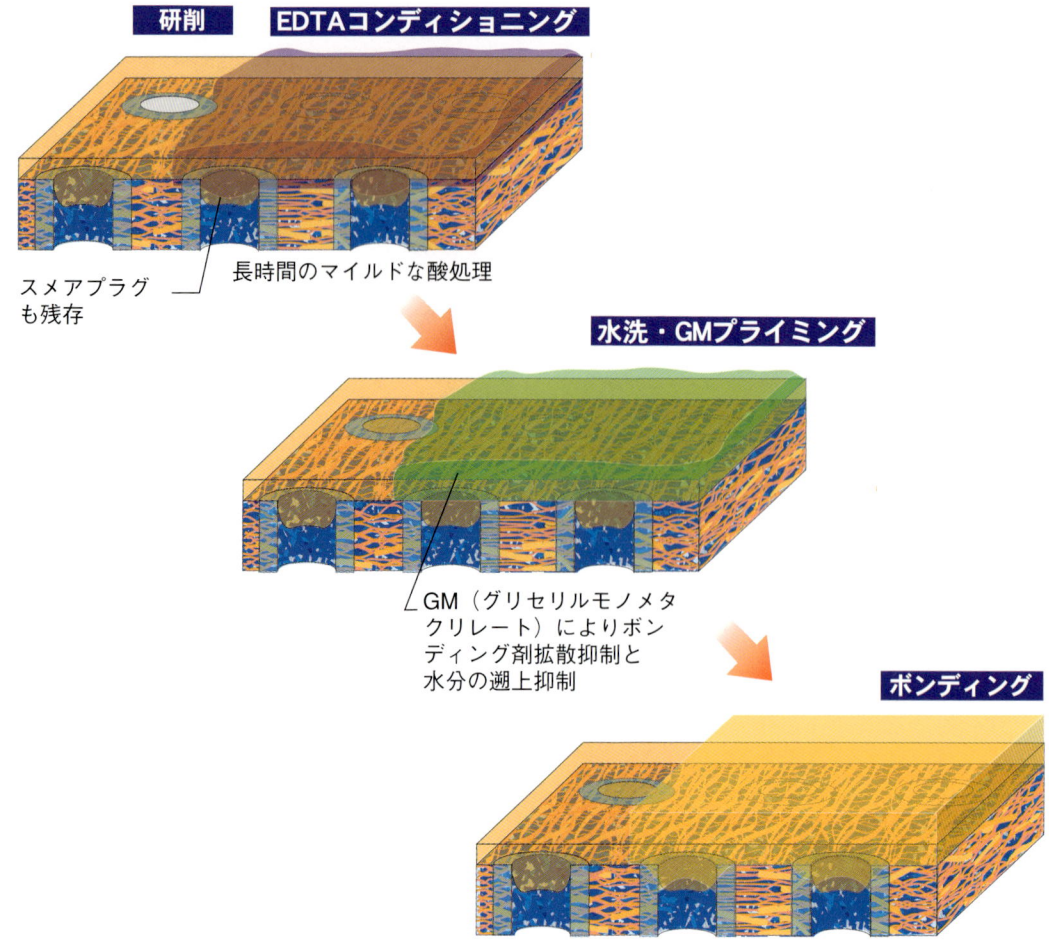

4-6　EDTA＋GM 象牙質接着の概念図

（3）デンティンボンディングシステム（4-6）

　この象牙質接着システムは「象牙質のエナメル質化」を目指す考え方である．エナメル質とレジンとの接着は信頼性の高い接着が可能であるが，象牙質は，エナメル質と組成や構造を異にしており，同一の接着システムでは最適な接着が得られるとはいえない．そこで象牙質に対して最適な接着様式は，まず象牙質表層を覆うスメア層の除去をリン酸ではなくEDTA（1分以上処理）によるできるだけマイルドな酸処置で被着面の脱灰量を抑えカルシウム量の減少を最小限にする．さらにGM（グリセリルモノメタクリレート）溶液（瞬時処理）によって接着性モノマーの歯質内への浸透を抑制すると同時に歯質からの水分上昇も抑える．この処理により接着性モノマーの接着界面での濃度低下を防ぎ，安定した接着を得る方法である．この接着システムは，象牙質の組成や構造を考慮した接着理論であり，その信頼性は高いが，処理時間が長く，接着操作が複雑な点や薬剤の入手が難しいことなどの問題がある．

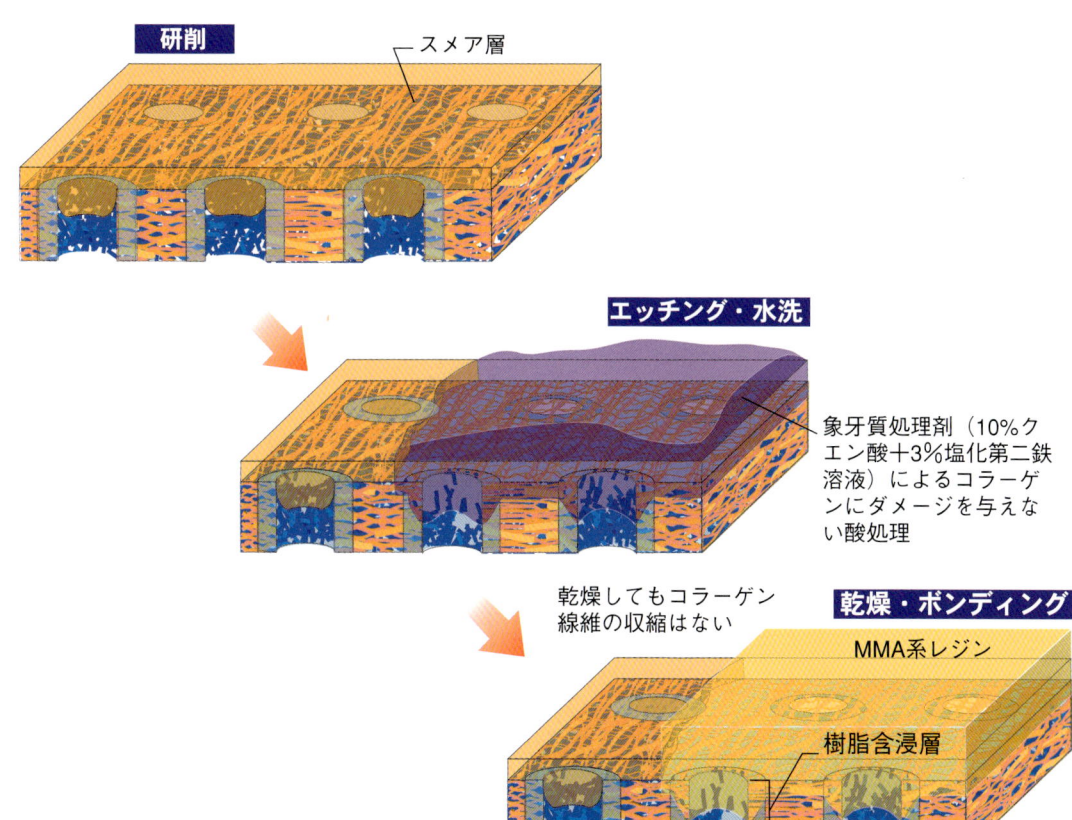

4-7 4META-MMAの象牙質接着概念図

(4) MMA系レジンを用いた接着(4-7)

　スーパーボンドなどのMMA系レジンは，粉と液を混和し重合させる即時重合タイプのレジンで，象牙質に安定した接着力をもつ．象牙質表層を覆うスメア層の除去を象牙質用表面処理剤(10％クエン酸＋3％塩化第二鉄溶液，2秒以内)を用いて行う．この処理では鉄イオンの効果により乾燥しても脱灰象牙質のコラーゲン線維網の収縮量が少なく，接着性レジンが拡散浸透するのを助ける作用がある．

　MMA系レジンはコンポジットレジン系よりも硬化体が軟らかく弾性に富むため，支台築造体に加わる衝撃を柔軟に吸収する可能性をもち，特にメタルによる支台築造には適する接着剤である．スーパーボンドの主成分(4-META)はNi-Cr合金やCo-Cr合金，ステンレススチールなどの酸化膜表面にも強固な接着が可能であり，さらに金属プライマーを用いると金合金に対しても接着が可能となる．親水性であるため耐久性に劣るとの報告もある．

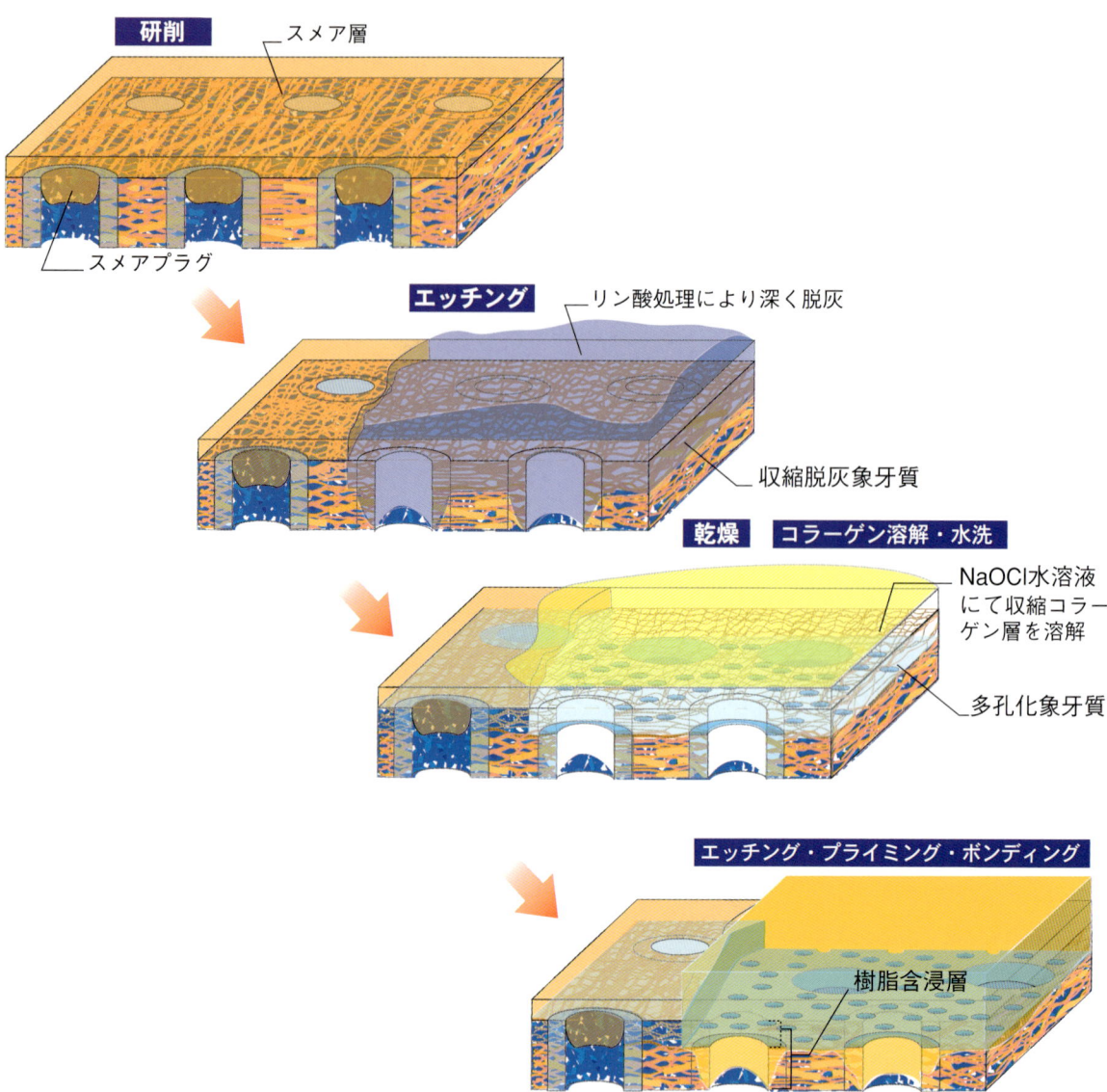

4-8 ADゲルを用いる象牙質接着概念図

(5) ADゲルを用いた接着(4-8)

ADゲル法は，柏田(1991)が考案した象牙質前処理で，象牙質をリン酸で10秒間エッチング処理した後に，10% NaOClゲル(ADゲル)で60秒間処理する方法である．この方法により象牙質表面のスメア層と有機質を可及的に除去することで，象牙細管内に100〜300μmのレジンタグを形成し，パナビアフルオロセメントの接着力が向上する(森田 2003)．また従来の方法と比較し，大幅に接着耐久性が向上すると報告している(小玉 1997)．

象牙質の脱灰量が最も大きな接着システムであるが，失活歯の象牙質面は，根管治療時のさまざまな薬剤や仮封材，そして根管内の細菌に汚染されている．この接着システムは，このような接着を阻害する各種薬剤による汚染層を一層削除できる接着システムでもある．

4 支台築造体に対する接着

現在，支台築造に用いる材料は，直接法としてコンポジットレジン単体か，金属あるいはグラスファイバーを芯材としたコンポジットレジンがある．間接法としては，上記の方法に加え，金属鋳造体によるものが主となる．接着性レジンセメントと各支台築造体との接着には，各々の材料特性に合わせた前処理が必要である．

まず初めに各材料に共通する前処理は，支台築造体表面の清掃と機械的嵌合力を得るための，アルミナサンドブラスト処理($50\mu m$)を行い，接着面積の拡大を行う．次に残留タンパクの除去と洗浄の目的でリン酸によるエッチングを行い，水洗，乾燥を行う．このサンドブラスト処理と洗浄はどの材料にも共通するが，次に行う支台築造体の前処理は各材料により異なる．

（1）コンポジットレジンとの接着

接着性レジンセメントは，通常コンポジット系レジン（Bis-GMA系）とMMA系レジンとに分けられ，レジン同士の接着では，基本的には同種材料間の組み合わせが望ましい．接着表面に未重合層がある場合は，化学反応により高い接着力が得られるが，コンポジット系レジンや硬質レジンなどでは，MMA系レジンと異なり高密度の三次元構造（架橋）をとるために，レジン部に接着させることは難しい．そこでコンポジットレジンに大量に含まれる無機質のフィラーに対して接着するために，シランカップリング剤を用い加熱処理を加えることが推奨される（シラン処理で接着強度は1.5倍程度上昇する）．

（2）メタルとの接着

歯科用金属の被着面処理は，Ni-CrやCo-Crなどの非貴金属合金と金合金や金銀パラジウムなどの貴金属合金で異なる．

メタルコアの表面処理法

① 非貴金属合金の場合は反応性が高く，サンドブラスト処理のみで接着性レジンとの接着が可能となるが，さらに蒸留水で10分間の超音波洗浄を行うことにより安定した酸化膜が得られ，強固な接着が可能となる

② 貴金属合金の場合は変色や腐食が生じにくいため，口腔内に用いられる合金として一般的であるが，接着材料との反応性が低く，確実な接着が得られにくい．このために，表面をサンドブラスト処理後に貴金属のプライマー処理が必要である．

③ チタンの場合は，表面に緻密で反応性の低い酸化膜を生成する．このため確実な接着法がまだ確立していないが，ロカテックシステムを用いることにより，他の金属よりも純チタンに強い接着力が得られることが報告されている．

(3) セラミックとの接着

ジルコニアなどの支台築造においてもセラミックとの接着を考える必要が出てきた．無機質のセラミック表面は，水と馴染みがよく親水性である．有機質のレジンは水を嫌う性質があり疎水性である．セラミックの接着には，レジンとの馴染みをよくするためのシランカップリング処理（γ-メトクリロキシプロピルトリメトキシシラン）が必要となる．

シラン処理後に加熱すると接着力が向上する．130 ℃のファーネスで3分間加熱，あるいはヘアドライヤーの温風（100 ～ 120 ℃）で2 ～ 3分間加熱することにより接着力が向上する．

(4) ファイバーポストとの接着

ファイバーポストは，グラスファイバーの細い（約 10μm）繊維をレジンマトリックスで束ねたものが多い．レジンマトリックス中にはマイクロサイズあるいはやナノサイズのフィラーが含まれている．ファイバーポストは表面がレジンコーティングされているものもあるが，基本的にはコンポジットレジンやセラミックとの接着と同様に考え，シラン処理後に接着を行う．

5 無髄歯における接着の留意点

支台構造において接着の対象となるのは，通常根管治療が終了した直後の象牙質である．この根管の象牙質には，根管治療に使用した消毒剤／洗浄剤のほか，貼薬剤や根管充填時の薬剤が残存しており，支台築造における接着強さはその影響を受ける．さらに仮封材による影響も考慮しなければならない．

スーパーボンドC＆B（サンメディカル社）について調べた研究では，洗浄剤や消毒剤によって接着力の低下が認められたが，特に過酸化水素や次亜塩素酸では極端な接着力の低下が認められた（Sasafuchi 2000）．また，パナビアフルオロセメントでは，過酸化水素による接着力の低下を認めるが，次亜塩素酸による接着力の低下は認められないとされている．スーパーボンドC＆Bの次亜塩素酸による接着力低下に対しては，アスコルビン酸による処理が有効であると報告されている（片岡ら 1999）．

根管洗浄剤や根管消毒剤の象牙質接着への影響は時間の経過とともに低下し，1週間放置することにより接着力が回復するとされる（4-9）．つまり臨床においては根管治療直後の接着は避け，次回の予約時に接着操作を行うことが望ましい．また当日接着しなければならない場合には，各種薬剤による影響の少ない接着性レジンを選択するか，接着力を回復するための前処置が必要となる．

根管治療を開始してから支台築造に至る間，根管は仮封材により封鎖されるが，この仮封材も接着への影響がある（高田 1995）．特にHY-BONDテンポラリーセメント（松風社）で仮封した場合は，接着力が有意に低下する（4-10）．また象牙質の前処理を必要としないセルフエッチングタイプの接着材は仮封材の影響を受けやすい．仮封材と接着性レジンセ

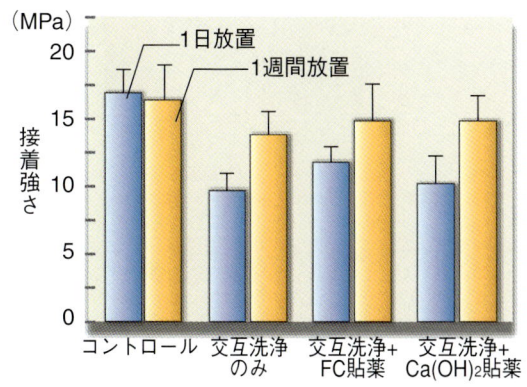

4-9 スーパーボンドC&Bの象牙質接着性に及ぼす根管処置後の放置時間(二階堂徹ら：無髄歯に対する接着. 歯界展望, 95(5)：1089, 1998.)

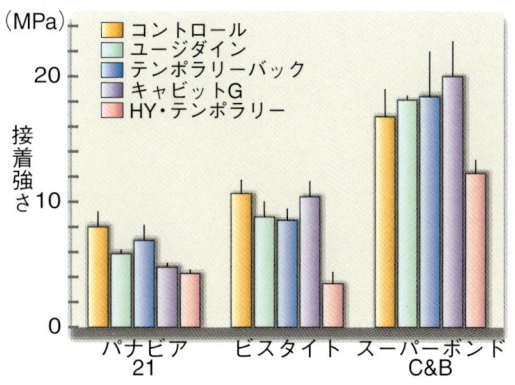

4-10 象牙質接着に対する仮封材の影響(二階堂徹ら：失活歯に対する接着の信頼性. 歯界展望, 96(5)：1041, 2000.)

メントとの相性も考慮する必要がある．

6 接着性レジンセメントの分類と特徴

　間接修復に用いられる接着性レジンセメントは，重合形式により，光重合型やデュアルキュア型(光・化学重合型)および化学重合型に分類される．光の届きにくい深いポスト部の接着には，化学重合型あるいはデュアルキュア型が選択され，光の到達しやすい部位であればデュアルキュア型あるいは光重合型が選択できる．化学重合型では初期の接着強さは弱く，時間の経過とともに接着力が向上する．接着初期から十分な接着力が要求される場合には，デュアルキュア型を選択する必要がある．また，デュアルキュア型でも，化学重合だけでは十分な接着力は得られず，光照射による硬化を行うことにより所期の接着強さが得られる．

　一般に直接法用の光重合型ボンディング剤は，間接法用接着性レジンセメントに比べ，象牙質に対する接着力が強いことが示されている．クリアフィルメガボンド(クラレ社)は，パナビアフルオロボンド(クラレ社)に比べ，約4倍の接着強さを示す．なお，間接法用レジンセメントの接着力を改善する方法として，印象前の象牙質面に対し，レジンコーティングをすることが効果的である(二階堂 2000)．

根管形成と支台築造

3

支台築造を考慮した根管形成

Root canal preparation in view of core build-up

1 根管治療-根管形成の基本
Root canal treatments : bases of root canal preparation

　接着歯学の進歩により，現在の歯冠修復に対する考え方は信じられないほどの変化を遂げた．金属修復からコンポジットレジン，そしてセラミックへ．セラモメタルからオールセラミックへ．鋳造支台築造からレジン支台築造へ．その変化は根管形成にも少なからぬ影響を与えている．では，根管処置では何を考えてゆくべきなのだろうか．根管治療の原点に立ち返りながら解説をしたい．

1 接着性レジン支台築造における根管形成

(1) コア材と歯質との一体化が生んだ変化

　象牙質接着システムの進歩により，金属からレジンへと支台築造材料の主役が着実に代わってきた．それにより，コア材が歯質と一体化することで「歯質の補強」が可能となったが，できる限り歯質を「弱くしない」，つまり可及的に歯質を保存することが最も重要なポイントであることは変わらない．しかし現実には，根管形成，築造窩洞形成においてもレジン支台築造と鋳造支台築造ではさまざまな違いがある．

　鋳造支台築造とレジン支台築造との最も大きな違いは，接着性コンポジットレジンによって「アンダーカットの除去」の必要性がなくなったことである．

　直接法であればデュアルキュアのフロアブルレジンで根管内を満たし，ポストを挿入してからコア部をビルドアップすればよい．

　間接法でもアンダーカットをブロックアウトしてからレジン築造体を製作し，セット時にアンダーカット部にレジンをあらかじめ流し込んで一体化できる．これにより，歯質の削除量を大幅に減少することが可能となった(1-1)．

(2) 鋳造支台築造に導かれた根管形成

　従来の鋳造支台築造に対して期待されたのは，歯冠修復物の維持であった．これと併せて「残存歯質の補強」を目論んだ．歯槽骨に裏打ちされた歯質に支持を求めることで歯冠部に加わるストレスを分散しようという考え方である．しかし，現在では，この考え方は否定されており，できるだけ多くの歯質を保存することが強度の面からもむしろ推奨されるが，接着性レジンセメントが今ほどポピュラーでなかった，あるいは存在しなかった時代では，ほかに方法がなかったとみるべきだろう．

　さて，鋳造支台築造を行うための，根管形成の要件は次のとおりである．

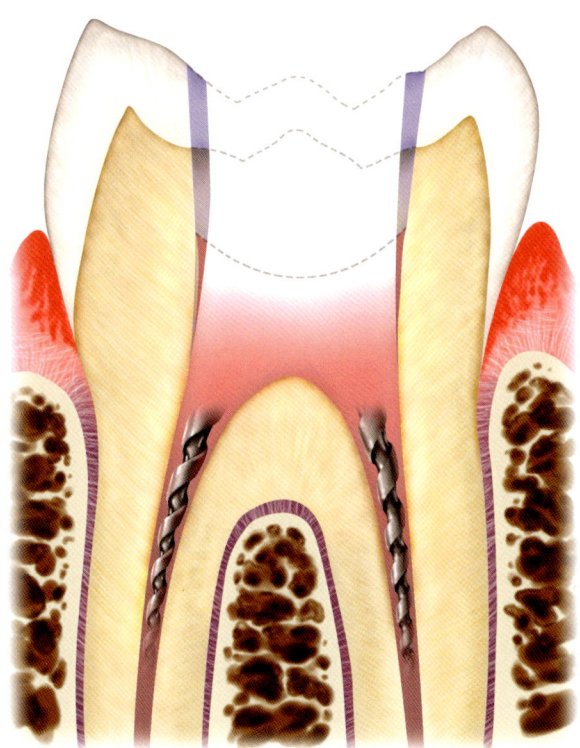

1-1 接着性レジン支台築造のために必要なスペース．コア部と歯質との接着強度が確保できればポストは不要である

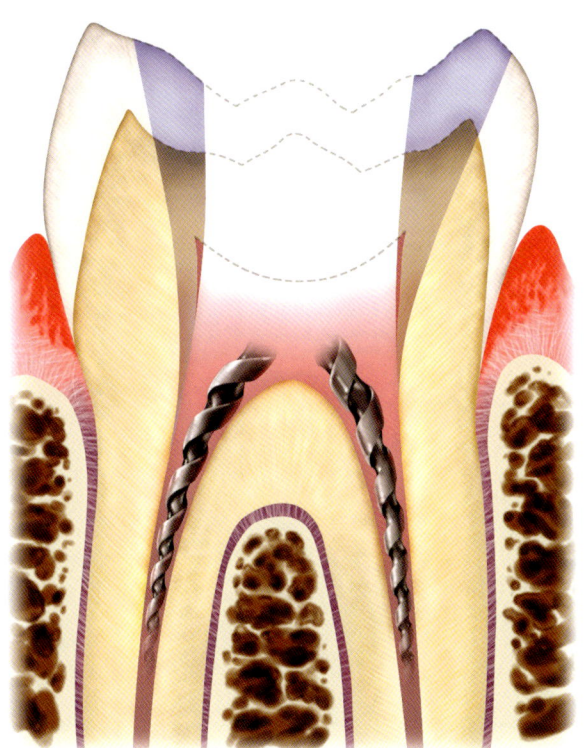

1-2 鋳造体を挿入する場合に必要なスペースとアクセスキャビティーの拡大が避けられない

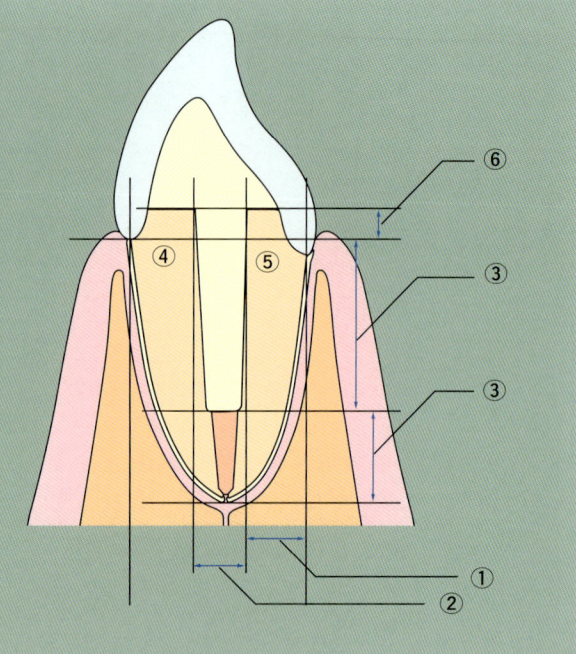

鋳造支台築造のための根管形成の要件
① 歯質の厚みが1mm以上あること
② 歯根の直径の1/3以内の太さのポスト形成
③ 歯根長2/3または根尖から4mmまでのポスト孔の深さ
④ アンダーカットがないこと
⑤ ポスト部の2〜6°のテーパー
⑥ フィニッシュラインから1.5〜2.0mm以上の歯冠側歯質を有すること（フェルール効果）

　また，このほかにも複根歯であれば，必要ならば分割コアにして，それぞれの根管にポストを装着することで，維持，支持ともに補強する方法を採ってきた．

　しかし，鋳造体を根管に装着するためには，ポスト孔形成においてポストの先端に至るアンダーカットを残してはならない．これを根管治療の側から考えると，鋳造支台築造を行う予定の歯に対しては，あらかじめアクセスキャビティーを広くとり，髄室側壁を外開きに形成し，根管口を広く開拡することが許されたということである(1-2).

　侵襲が大きければ，それだけ予後を悪くする因子となることは今日の常識であり，たとえ失活歯であってもこのような便宜的な歯質の削除は好ましくないと考えられるようになっている．

2 根管治療の実際
Practical side of root canal treatment

1 根管治療の要点

根管治療を成功させるためのテクニカルな要点としては，以下の3項目である．実際の臨床ではこれだけですべて対処できるわけではないが，この基本的な概念を理解することが大切である．

> ①根 管 拡 大 形 成：根管内の機械的拡大
> ②根管の清掃・消毒：スメア層の除去と根管の無菌化
> ③根　　管　　充　　填：細菌の繁殖を防ぐための乾燥と物理的閉鎖

根管形成を行う前提として，まず歯の解剖の知識が必要である．歯根と根管の数，根管口の位置，根管の彎曲，根尖と根端孔の位置の違いなどを知っておくことは常識だが，加齢や齲蝕によってどのように歯髄が狭小化していくかを知っておくことは非常に重要である．基礎的な解剖学的知識をもっていることで，患者個々に異なるX線写真から得られる情報も豊富になり，偶発事故を防止することにつながるばかりか，処置が効率的になり，チェアタイムも短縮できる．

2 根管治療の器材と使用法

（1）根管形成に用いる器材

根管治療において使用する器材には，2-1 〜 7 などがある．

従来，機械を用いた根管形成は，時間的短縮にはなるものの歯質削除量が多くなり，根管の形態と離れた形成がなされるので，高い評価を得ることはなかった．しかし，ニッケル・チタンを素材とした根管追従性の高いロータリーファイルが登場し，臨床に大きく貢献するようになってきた．ここでは，Ni-Ti ロータリーファイルについてまとめる．

> **Ni-Ti ロータリーファイルの利点**
> ・時間的短縮：手用ファイルで拡大する場合に比べて格段に速い
> ・到達性：コントラアングルにつけて使用するため，大臼歯部でも容易に操作できる
> ・比較的容易に習熟できるため，誰でも理想的な拡大をすることができる
> ・弾性に富み根管追従性が高いため，彎曲根管の拡大が容易である(2-8)
> ・削片を上方に排出しながら形成を進めるため，デブリスを根端孔外に押し出しにくい

根管治療に用いる器材

- バー類：ダイヤモンドバー，カーバイドラウンドバー(2-1)
- 手用ファイル：Kファイル，Hファイルなど(2-2)
- 電気的根管長測定器：最近のものはラバーダム下，グローブ使用のうえでならば非常に精度が向上している(2-3)
- 根管充填用機材：側方加圧充填用，垂直加圧充填用(2-4，5)
- ロータリーファイル(K3，プロテーパーなど)またはゲーツグリデンバーなど(2-6，7)

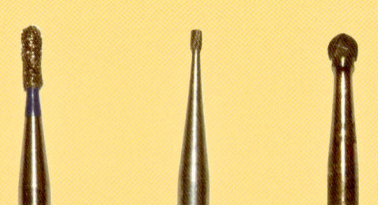

2-1　左がダイヤモンドバー，右2本はラウンドのカーバイドバー

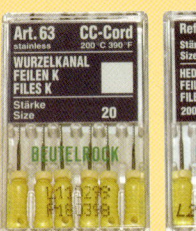

2-2　KファイルとHファイル

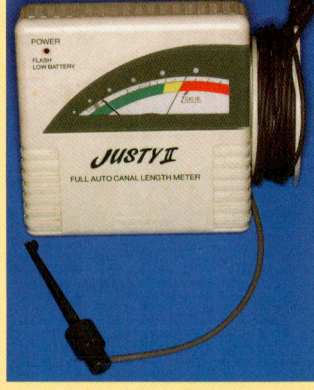

2-3　電気的根管長測定器

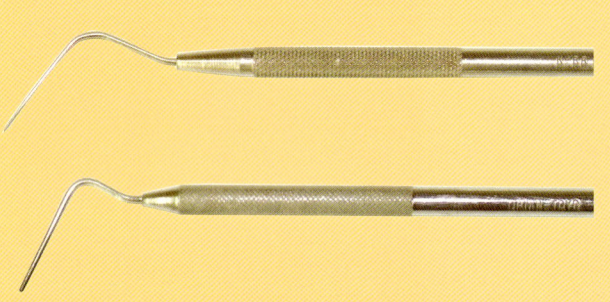

2-4　側方加圧充填用スプレッダーとプラガー

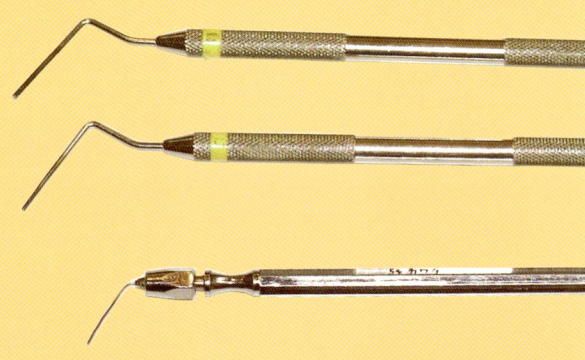

2-5　垂直加圧充填用プラガー．下はキャリアー

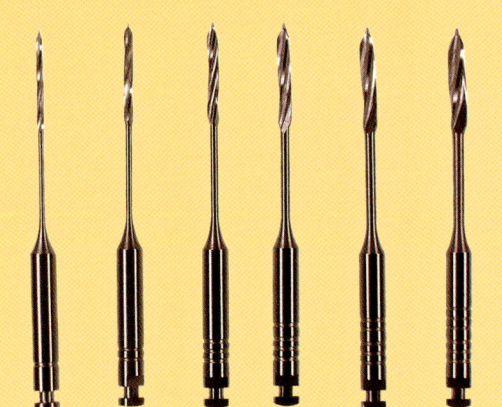

2-6　ラルゴリーマー

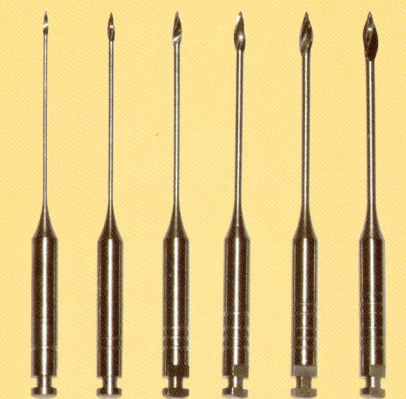

2-7　ゲーツグリデンバー

（2）Ni-Ti ロータリーファイルの使用法

　グレーターテーパーファイルでは，ファイルと根管壁が接触する面積を減少させるように根管口から徐々にテーパーを小さくするように形成する．そのためファイルにかかるストレスが軽減し，破折の危険が小さくなっている．

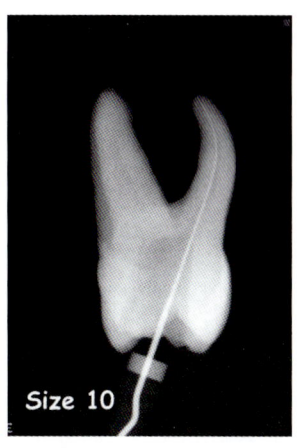

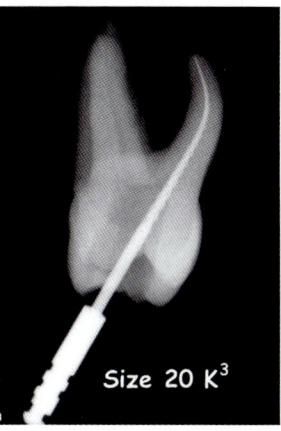

Ni-Ti ロータリーファイル使用上の注意点
共通の注意点 ・基本的に強圧をかけてはならない．根管の穿通は手用ファイルで行うことが望ましい ・ファイルの金属疲労が判定しにくいため使用限度がわからない ・手指で把持するのに比べ微細な感覚が伝わりにくい

2-8 ロータリーファイルの根管追従性

（3）根管治療に使用する薬剤

　根管治療ではスメア層の除去，根管内の無菌化と根管内の乾燥と閉鎖および根尖口の閉鎖のために薬剤を用いる．スメア層の除去・無菌化の操作のために用いる薬剤は次のものが推奨される．

①スメア層の除去・無菌化 　・EDTA：File-Eze，RC-prep，スメアクリーン(2-9) 　・次亜塩素酸ナトリウム溶液(2-10) 　・無水アルコール(2-11) ②根管充填用材料 　・ガッタパーチャ，シーラーなど

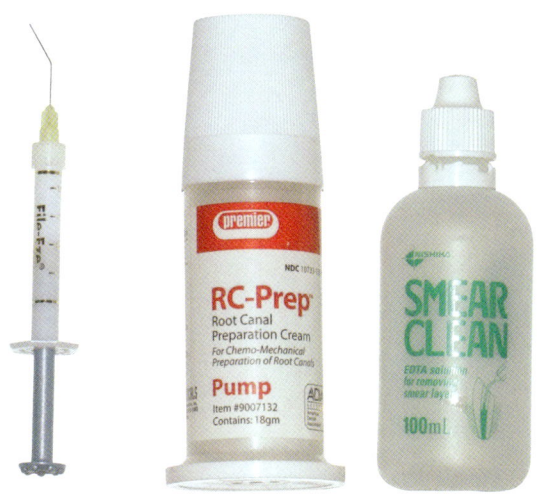

2-9　左から File-Eze®，RC-prep®，スメアクリーン

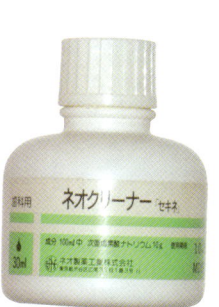

2-10　ネオクリーナーセキネ（10％次亜塩素酸ナトリウム溶液）

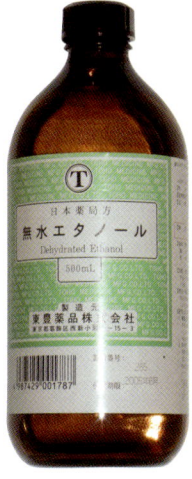

2-11　無水エタノール

3 根管治療の手順
Procedures of root canal treatments

1 根管の拡大形成

まず，抜髄根管であれば感染した歯質，感染根管であればさまざまな汚染物を除去する．このとき，後の根管内操作を可能にするための歯冠部の形成を同時に行っていくが，支台築造の革新によって便宜的な歯質削除が不要になったことを考慮して歯質の保全を念頭におく．

根管形成は一般的に，まず根端までパイロットファイルを穿通させてからアピカルシートの形成と根管壁の拡大清掃を行うステップバック法と，根管口から慎重に根管の方向に沿って拡大を進めていくクラウンダウン法があげられる．前者は根管の方向を見失いにくい反面，根管内の残遺歯髄や汚染物を根尖口外に押し出しやすい．後者は根管内容物を押し出しにくい反面，彎曲根管でステンレスファイルなどを用いるとステップを作りやすい．ステンレスファイルを中心に使用するならステップバック，ロータリファイルならばクラウンダウンが適している．

マイクロスコープによって根管内を見ると，根管内の複雑な形態と汚染のひどさに，改めて根管治療の難しさを実感する．

便宜的な歯冠部歯質の削除が不要になったとはいえ，根管形成の原則は変わっていない．

（1）髄室穿通および天蓋の除去
・**どこから歯髄にアプローチするか**

基本的には，感染歯質を極力除去したうえ，その延長で穿通を行う（3-1）．根面齲蝕やそのほかの原因でやむなく抜髄する場合は，X線写真上で髄角の1〜2mm内側を狙って水平に掃くように穿通を試みる（3-2）．

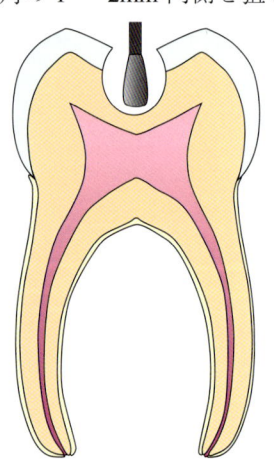
3-1 ダイヤモンドバーで齲窩を開拡する

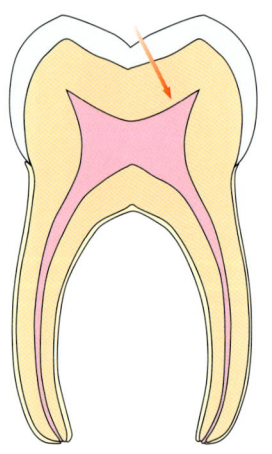
3-2 髄角よりも少し内側

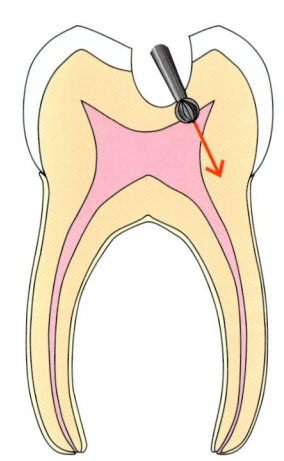
3-3 穿通の問題

エナメル質を大まかにダイヤモンドバーで除去した後に，ラウンドのカーバイドバーを高速回転でできる限り圧力をかけないように使用して象牙質を穿通する(3-3)．ラウンドバーは，髄室の大きさによって適宜換える．このとき，手に必要以上の力が入っていると繊細な感覚が損なわれ，穿通したときに髄壁や髄床底を傷つけたり，穿通したことに気がつかないといったことがある．

穿通したならば，ラウンドバーをたぐり上げるように天蓋を除去していく(3-4)．髄角の取り残しは感染源となりうるので，探針で確認しながらダイヤモンドバーで慎重に取り去る(3-5)．

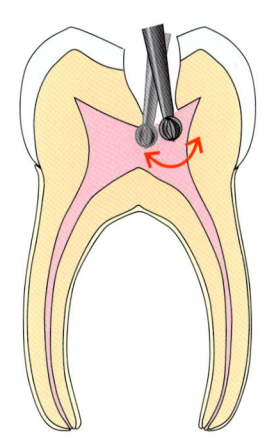
3-4 ラウンドバーで引き上げるように天蓋を除去する

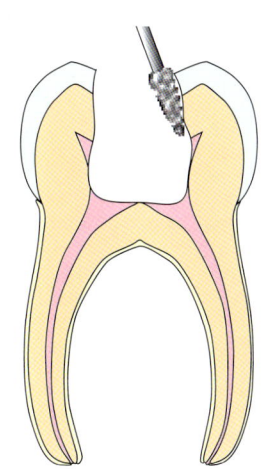
3-5 髄角部の除去

(2) 冠部歯髄の除去と根管口の拡大

歯髄腔が大きい場合は，切れないラウンドバーを低速で回転させて絡め取る(3-6)．大きいものを使ったほうが効果的ではあるが，髄壁を傷つけないように慎重に行う．小さい場合はスプーンエキスカベータなどで慎重に取り除く．必要に応じて次亜塩素酸ナトリウム(以下，次亜塩素酸)で溶解する．

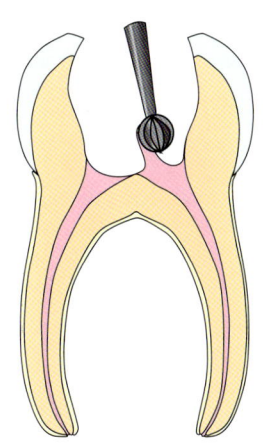
3-6 冠部歯髄の除去

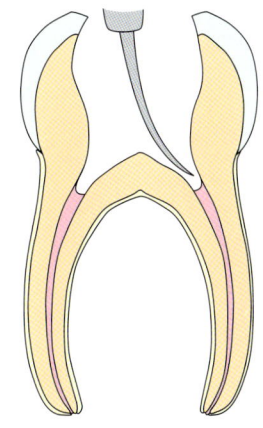
3-7 根管口の探索

冠部歯髄が除去できたならば，EDTAで歯髄腔を満たし，細い探針（3Aなど）で根管口があると思われる場所を探って，根管口を明示する(3-7)．根管口が見つからない場合は，ヨードチンキで髄床底を染めてから洗い流すと見つけやすい．

　これ以降，乾燥した状態で操作をすることは，根管を封鎖することに直結するので，貼薬または根管充填前以外では厳禁である．側壁がじゃまをして器具操作が不自由であれば慎重に除去する(3-8)．器具に過度のストレスが加わると，破折を招く危険があるので必要に応じて取り去るべきである．

　明示された根管口を，オリフィスバー，ゲーツグリデンドリル，ラルゴリーマーなどを低速回転で用いて拡大する．根管が狭窄している場合はパイロットファイルであらかじめ根管口を拡大しておく(3-9)．

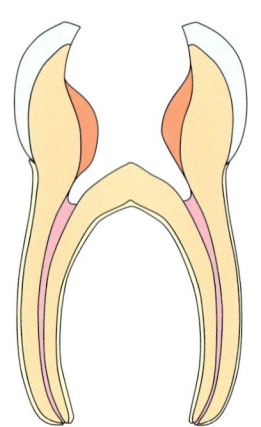
3-8　側壁の除去

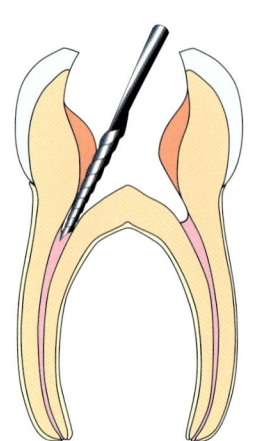
3-9　根管口の拡大

(3) 根管口の拡大にあたっての留意点

　アンダーカットがあっても支台築造が可能であるということは，歯質の保存をこれまで以上に重視することにつながり，歯の保存に対して有利に働く．つまり的確な根管治療を妨げない範囲で，

　　・アクセスキャビティーはなるべく髄角を除去する範囲に抑えること
　　・側壁の削去は，髄室が狭窄している場合を除き，根管の方向に準じた部位に限局すること

この2点に留意すべきであると思われる．ただし，歯質の保存は，確実な根管操作ができる範囲で行うべきである．また，歯質が少ないケースではあらかじめコンポジットレジンで隔壁を作っておくと，感染に対して有利であることのほかに，後の諸操作が容易であることも付け加えておく．

（4）根管の拡大

i）ステップバック法(3-10)

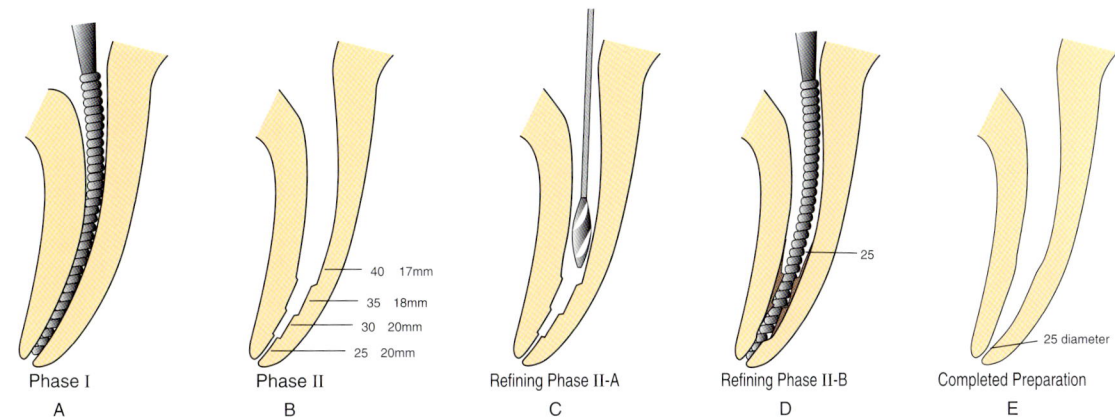

3-10 ステップバック法(Ingle JI, Taintor JF: Endodontics. 3rd ed. Lea & Febiger, Philadelphia, 1985, p.204.)

まずパイロットファイルで根尖まで穿通する．このときの長さから1mm程度を引いて作業長とする．

作業長でサイズを一つあげたKファイルを用いてリーミングし，パイロットファイルで根尖まで通してからHファイルで彎曲部の根管壁を直線化するように軽く拡大する．さらにサイズを一つ上げたKファイルでリーミングする．これを2～3回繰り返してアピカルシートを形成する．

Hファイルで根管壁を平坦にした後に作業長より0.5～1mm下げた位置で，ファイルのサイズを一つ上げ，リーミングする．パイロットファイルで根尖口まで到達し，Hファイルかゲーツで根管壁を平坦にする．これを繰り返す．

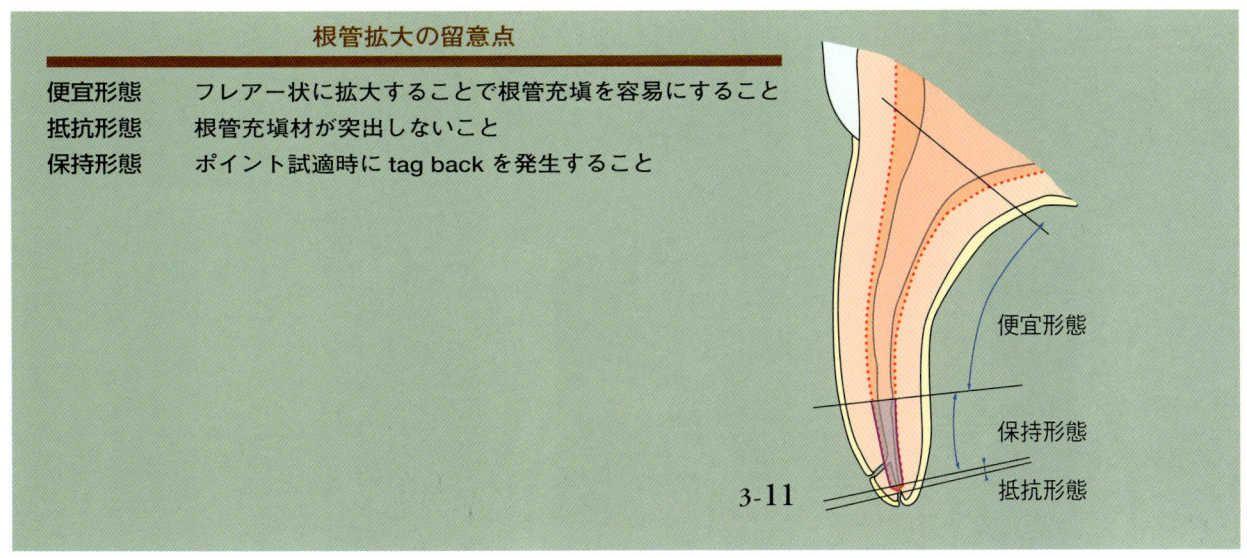

根管拡大の留意点	
便宜形態	フレアー状に拡大することで根管充填を容易にすること
抵抗形態	根管充填材が突出しないこと
保持形態	ポイント試適時に tag back を発生すること

3-11

この3点に留意して形成をする(3-11)．ステップバック法では根尖から根管口部に拡大が進むに従って根管は直線化してくるため，実作業長は短くなっていく．こまめにEMRで確認することが望ましい．

ii) クラウンダウン法（3-12）

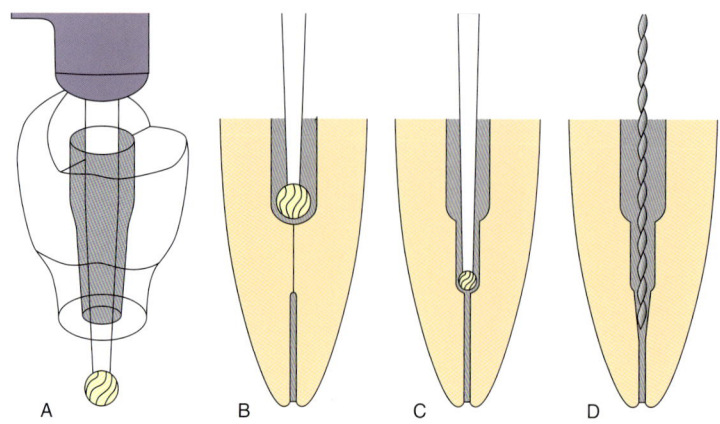

3-12 クラウンダウン法（Ingle JI, Taintor JF: Endodontics. 3rd ed. Lea & Febiger, Philadelphia, 1985, p.188.）

＜根管口 2/3 の拡大＞

根管口を拡大できたならばパイロットファイルを挿入し，方向を確認する．根管口に RC-prep かファイリーズを満たす．K3 ならば，06 テーパーで 30 〜 40 号のファイルを強く押しつけないように，根尖 1/3 位まで急がずに進めていく（3-13）．噛みこみの少ないファイルではあるが，安全に形成するためには，過大なトルクの発生を感じたら，根管壁とファイルの接触面積が大きすぎるためであり，再度根管口部を拡大し直すか，04 テーパーにファイルを変更して進めていく．このあたりのテクニックは根管の形態に応じて変えていく必要がある．

プロテーパーならば，SX から始めて，S1 → S2 まで進めていく．非常に繊細なファイルなので，押しつけないこと．螺旋状に根管壁に沿わせながらゆっくりと進めていくことで根管壁全周を形成できるという特色をもつ（3-14）．抵抗を感じたら，手用ファイルで根管を確認する．根管の穿通は手用ファイルで行うべきであり，ロータリーファイルの使用は危険である．

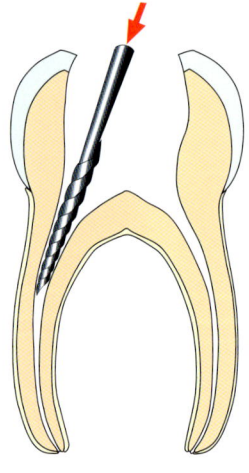

3-13 K3 の操作方向

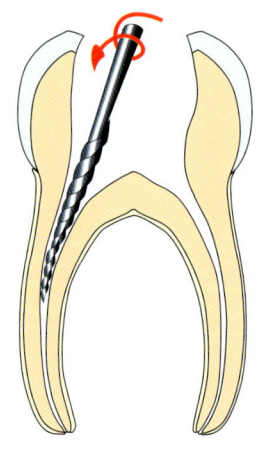

3-14 プロテーパーの操作方向

薬液はファイル交換ごとにこまめに用いること．また拡大形成された根管内壁の状況を，手用ファイルや拡大鏡下で確認するべきである．複屈曲している根管では最初の屈曲部までをまず拡大し，さらに先に進めていくことで，ファイルの破折などのトラブルを回避するようにする．

＜根尖側 1/3 の拡大＞

作業長をこの時点で決定する．最初に決めるよりも根管形成による実作業長の変化が少ない．安全性を優先するならば，K ファイルでアピカルシートを形成しステップバック法に準じて行う．

続けてロータリーファイルで根尖まで拡大できるが，この場合，アピカルシートは形成されない．Ni-Ti ファイルが破折した場合の除去は，ステンレスに比べて非常に困難であり，十分に根管上部のフレアーを形成してからに進めるべきである．ただし，根端が強度の彎曲をしているケースでは，ステンレスファイルで拡大を行うことは難しい．

2 根管の清掃消毒

(1) 根管清掃

複雑な根管内で機械的にすべての感染層を除去することは不可能である．また，拡大時には削片が発生し，スメア層が形成され，場合によっては根管自体をふさいでしまうこともある．この意味で，ケミカルサージェリーは非常に重要である．

i) 軟組織の溶解

有機質溶解作用のある次亜塩素酸を用いる．一般に 1 ～ 10 ％の濃度で用い，加温した場合は溶解作用が強くなる．機械的に到達できない歯髄や細菌類などを溶解する．感染根管処置の場合，最初から用いていくことで，根管内デブリスを効率よく溶解，消毒できることが多い．

ii) 硬組織の溶解

細い根管を開ける場合や，スメア層を除去する場合には EDTA を用いる．EDTA は Ca イオンとキレート結合することにより，根管壁を軟化し形成を容易にすると同時に，スメア層を効率的に溶解するため，根管の目詰まりやファイルの食い込みなどを防ぐ．また，側枝開口部のスメアプラグを溶解することにより，次亜塩素酸の到達範囲を拡げることができる．

商品として，ゲル状の File-Eze (19 ％)，RC-prep (15 ％) と液状のスメアクリーン (3 ％) がある．それぞれ利点，欠点があるが，RC-prep は滑りをよくするためにカーボンワックスを配合してありインストゥルメンテーション時に使用することが多いが，過酸化尿素を配合しているため接着に対して不利であるとの報告もある．拡大終了後の根管洗浄としては液状であるスメアクリーンが適切と考えられ，メーカーも根管形成後 2 分間作用させることを推奨している．

Table 3-1 根管貼薬剤

種別	グアヤコール	ホルムアルデヒド	パラホルムアルデヒド	フェノール	ヨード	水酸化カルシウム	抗生物質類
製品	クレオドン	FC	ペリオドン	CC	ヨードチンキ	水酸化カルシウム粉末	三種混合薬
主成分	グアヤコール	ホルムアルデヒド クレゾール	パラホルムアルデヒド 塩酸ジブカイン	フェノール カンフル	ヨード エタノール	水酸化カルシウム	メトロニダゾール シプロフロキサシン セファクロル
作用 鎮痛	◎	×	○	◎	×	×	×
消炎	◎	×	×	◎	×	×	×
殺菌	△	◎	◎	○	◎	◎	◎
刺激性	弱い	非常に強い	非常に強い	強い	強い	弱い	弱い
その他		気化消毒作用	気化消毒作用	気化消毒作用	収斂作用	硬組織形成性	硬組織形成性

※いずれの根管治療薬も接着に対して有利に働くものはないため，根管清掃はていねいに行う必要がある
CC：キャンフェニックカルボール
FC：ホルムクレゾール

　EDTAと次亜塩素酸を適切に使用することで，根管の消毒清掃は高度なレベルで達成されるが，最終的には次亜塩素酸で終了することで，EDTAによるキレート作用を停止させる．次亜塩素酸は，中和後の消毒も重要な役割なので多めに使用するべきである．超音波機器などを併用することは，これらの薬剤を効率よく働かせるうえで非常に有効である．

（2）貼薬

　過去，一般的に用いられてきたFC，ペリオドンなどのホルムアルデヒド系薬剤は，非常に強力なタンパク凝固作用と気化消毒性から，この分野に関しては非常に優秀な薬剤であった．しかし体内への移行蓄積，発がん性などの問題で，現在は一般的に水酸化カルシウムが使われている．
　水酸化カルシウム製剤は，従来から覆罩，生活歯髄切断法や糊剤根充に用いられ優れた臨床成績を上げてきた．強アルカリ性(pH 12)による殺菌性，硬組織形成性があり，壊死組織を溶解する特徴をもつ．体内に移行する危険もなく，理想的な根管治療薬といえる．また，根未完成歯の場合に仮根管充塡材として用いることにより，アペキシフィケーションやアペキソジェネシスを期待できる(Table 3-1)．

（3）接着性レジン支台築造にあたって考慮するべき点

従来型の合着というメカニズムは，歯質との化学的な結合ではなく機械的な嵌合維持であった．このため精密な機械的操作は求められたが，薬物の影響についてあまり神経を払う必要はなかった．これに対し，接着性レジンでは，象牙質接着に影響を与える要因に注意しなければならない．信頼性の高い接着性レジン支台築造を可能にしたのは，いうまでもなく象牙質接着システムである．根管充塡にあたっては，ボンディングのメカニズムを阻害する危険のある素材はなるべく使用しないほうが賢明である．

> **レジン築造のための注意点**
> ・亜鉛華ユージノール系のシーラーは使わない
> ・根管充塡後，すぐに築造を行わない場合は仮封を緊密にすること
> ・築造直前には根管内の清掃を再度，十分に行うこと

ただし，次亜塩素酸の接着に対する見解が現在不確定であるため，接着システムとのかねあいで，使用を決定するべきである．

2 根管充塡

根管充塡に関しては本巻の趣旨から，処置手順の整理のみにとどめる．

（1）根管充塡の時期

抜髄当日の根管充塡は推奨できない．

> **即日充塡の危険**
> ・根尖組織からの出血
> ・外科処置に対する反応性炎症
> ・根管充塡材の到達部位を知覚により判断できない

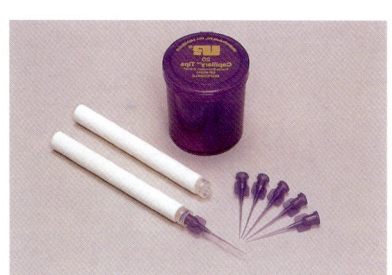

3-15　根管内バキュームチップ

再度来院時に，打診反応，自発痛，根尖部圧痛，出血，滲出液などから判断して根管治療を終了することが望ましい．感染根管ではこれに加えて，腐敗臭，排膿，フィステルがある場合はそれが縮小傾向にあることなどがあげられる．

（2）根管の乾燥

根管の拡大形成を終えたら，無水アルコールで根管内を洗浄する．できれば根管内バキューム（3-15）で吸引し，ペーパーポイントで残った水分を取り除く（3-16）．このとき，根尖口外にペーパーポイントを突出させないように注意する（3-17）．もし出血してきたときは，再度，次亜塩素酸ナトリウムで洗浄し，止血したようならばもう一度無水アルコールからやり直す．止血しないようならば根管充塡は次回に延ばすほうが良い．

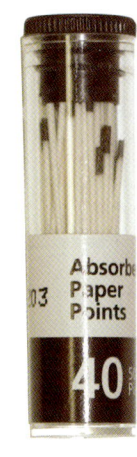

3-16　ペーパーポイント

(3) 根管充塡

　制腐的な乾燥状態を維持するために，死腔のないように根管内を封鎖する目的で行う．根管充塡材は，ポリプロピレン製のポイントなどが登場してきているが，現在主流であるガッタパーチャを使った方法について説明する．

　シーラーについては，ガッタパーチャ単味の場合，軟化時と硬化時の体積変化で死腔が発生しやすいため，また，テクニカルエラーの補償のため制菌性のあるものを併用することが望ましいと考えている．

　根管充塡法としては，代表的なものに側方加圧充塡法と垂直加圧充塡法があるが，各々バリエーションがさまざまであり，ほかにもインジェクターを用いるもの，Ni-Ti のコンデンサーを用いるものなど多数の種類がある．それぞれ特徴があり，熟練度によって適応範囲は広がるものの，やはり代表的な二つについては知っておきたい．

側方加圧充塡法

[利点]
- 基本的な根管充塡のテクニックであり，メインポイントの長さを測っておくことで，作業長まで過不足なく充塡でき，適度に加圧できる
- 基本的にポイントを軟化しないので根管充塡材の経時的体積変化が少ない
- 熟練を要しない

[欠点]
- スプレッダーの挿入の仕方によっては密度にむらができる
- 彎曲した根管ではスプレッダーの到達性が悪く緊密な根管充塡が難しい
- 部位によっては，スプレッダーで作った間隙にアクセサリーポイントを挿入しにくいことがある

垂直加圧充塡法

[利点]
- 軟化されたガッタパーチャがそれ自体変形するために根管の形態に追従しやすい
- 圧が根尖方向に向かうため，全体に密度が均一になりやすい

[欠点]
- 技術的に熟練を要する（ポイントを圧接する加減でオーバーまたはアンダーフィリングになりやすい）
- ガッタパーチャを軟化するために経時的に体積収縮が起きる

（4）側方加圧充填の操作
- メインポイントを試適し，アピカルシートでの tag back を確認する（3-17）
- シーラーを根管に塗布する（3-18）
- メインポイントを作業長まで挿入する（3-19）

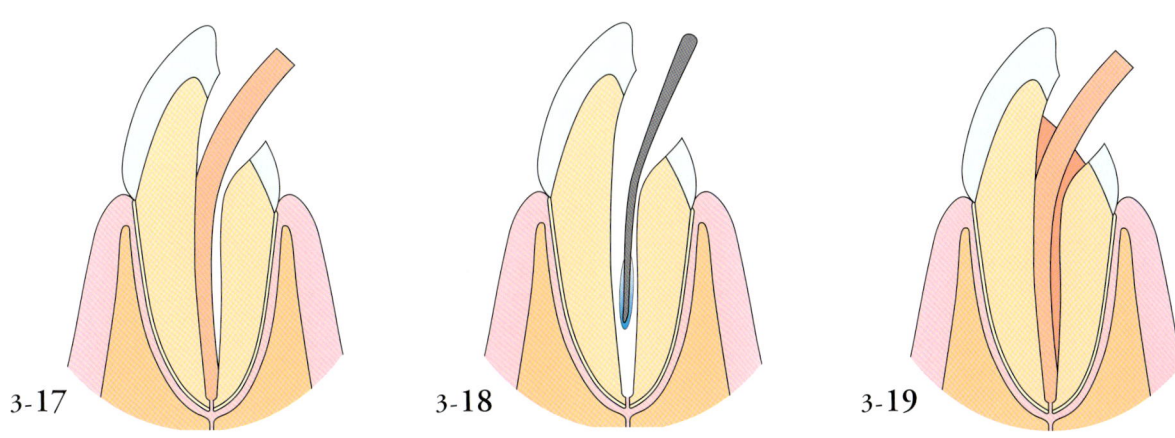

3-17　　　　　3-18　　　　　3-19

- スプレッダーで側方に加圧する（3-20）
- スプレッダーでできた隙間にアクセサリーポイントを挿入する（3-21）
  緊密に充填できるまでこれを繰り返す
- 余剰のポイントをヒートカッターで除去する（3-22）
- 側方加圧充填法で行った根管充填（3-23）

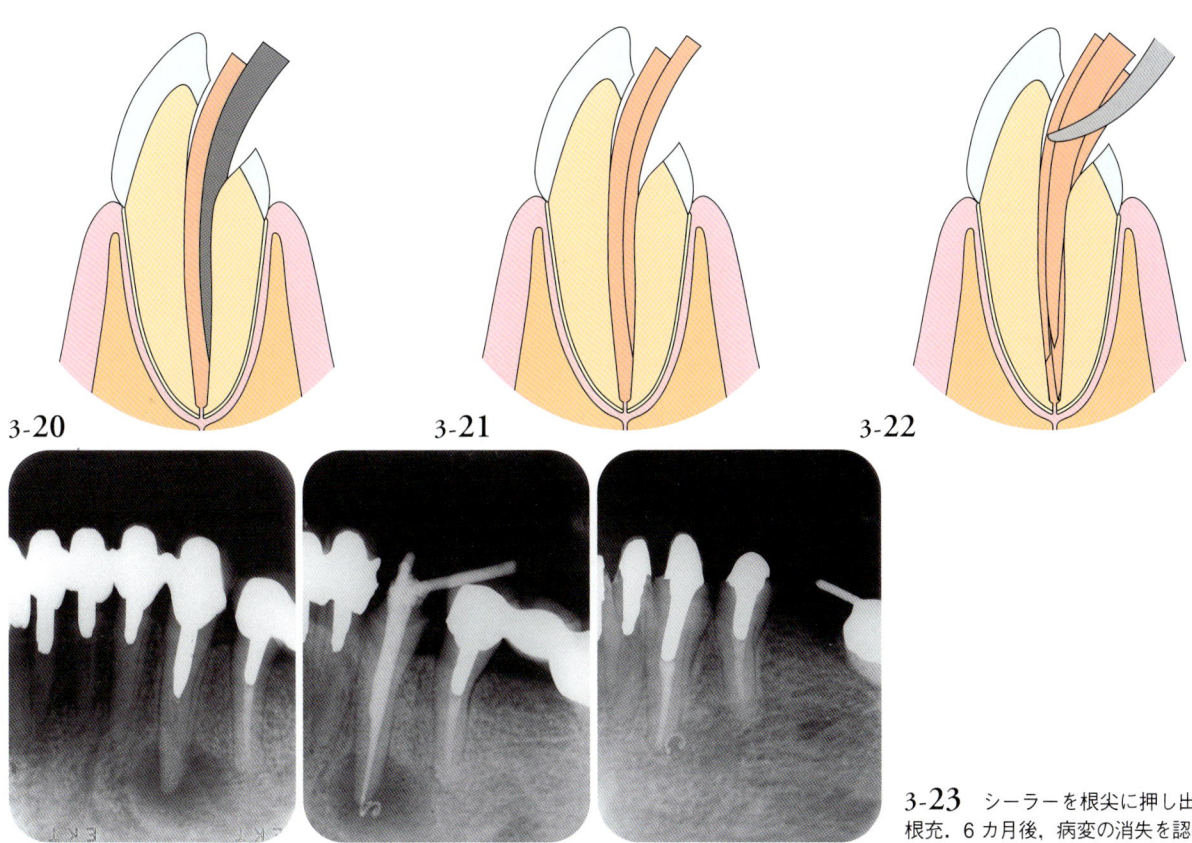

3-20　　　　　3-21　　　　　3-22

3-23　シーラーを根尖に押し出して根充．6カ月後，病変の消失を認める

(5) 垂直加圧充塡の操作

ここではオピアンキャリア法について簡単に述べる．

- 太めのメインポイントを試適し，tag back を確認する（3-24）
- 根管内にシーラーを塗布する（このステップは原法では必要としない）（3-25）
- カットした先端 6mm ほどを，火焔で軟化した後にユーカリなどの溶剤で表面を冷却し，根管に挿入する（3-26）

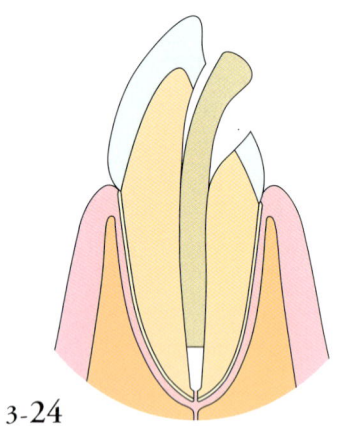 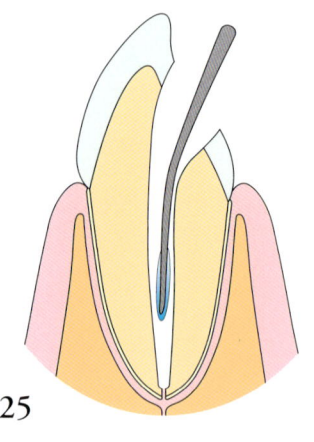 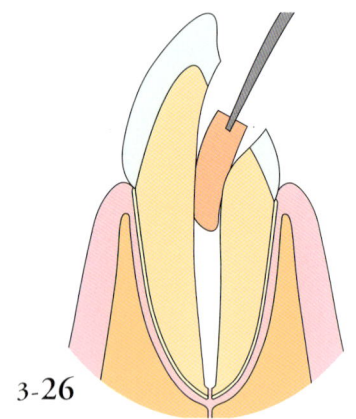

3-24　　　　　　　3-25　　　　　　　3-26

- プラガーで圧接する（3-27）
- ヒートキャリアで根管内のガッタパーチャを軟化し，ポイントを追加しながら積層していく（3-28）

オピアンキャリア法で行った根管充塡（3-29）

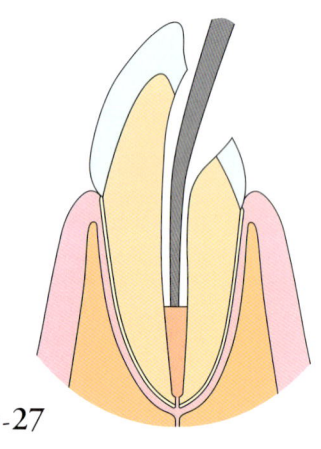 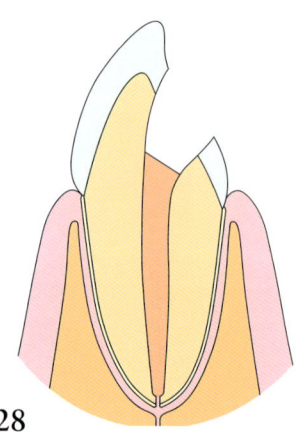

3-27　　　　　　　3-28

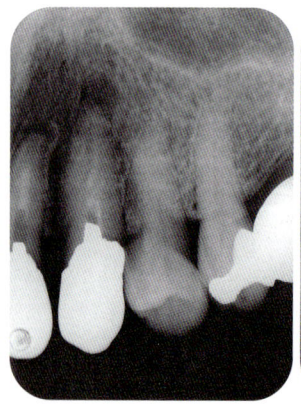 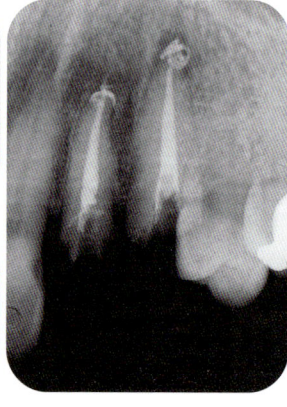 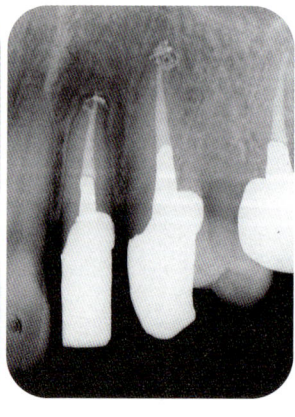

3-29 左より初診，根充直後，6カ月後．病巣の消退とともに歯槽硬線が回復してきている

根管形成と支台築造

4

接着性レジン支台築造の臨床

Clinical practice of adhesive resin core build-up

1 接着性レジン支台築造における治療侵襲の軽減
Reduction of therapeutic invasion in adhesive resin core build-up

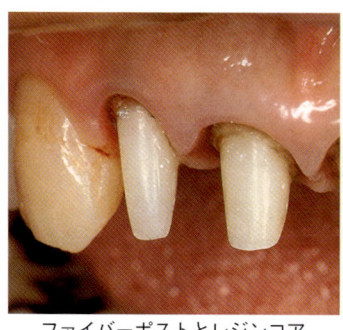
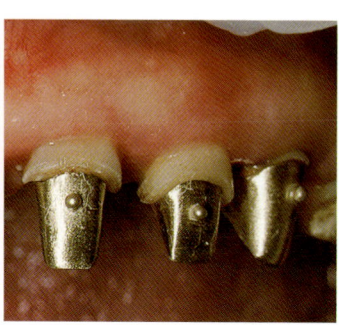

ファイバーポストとレジンコア　　　鋳造支台築造の試適
による支台築造

　接着性レジン支台築造は，審美性においてはもちろん，機械的性質においても，従来の鋳造支台築造法との比較において臨床的な有意性が謳われている．そして，この支台築造の変化は，従来の歯冠修復治療の術式に大きな変化をもたらすであろうが，さらには，歯質や歯周組織に対する侵襲度を大幅に軽減し，歯の保存の可能性を広げるであろう．その象徴的な事例として前処置として行う機会の多かった歯冠長延長術の適用頻度にも大きな影響を及ぼすことがあげられる．実際，筆者の臨床においても，確実に歯冠長延長術の頻度は低くなっている．

　そこで，筆者自身の金属鋳造支台築造による歯冠修復処置と，ファイバーポストを応用した接着性レジン支台築造による症例を比較してみよう．

　1-1 は，約3年前の処置であるが，当時，支台築造用接着性レジンは存在していたものの，それを安心して用いるための補強効果を期待できるファイバーポストの入手が困難であったため金属鋳造支台築造を用いた．しかしこの症例でわかるように，金属鋳造支台を使用するために歯冠長延長術を用いて1.5mm以上の健全な歯質を歯肉縁上に獲得する必要があった．

　それに対し，1-2 のケースにおいては，外科処置を回避したいという患者の希望もあったが，1.5mmのフェルールを獲得できないままに支台築造を行うという治療計画とした．ファイバーポストと接着性レジンコアを用いることで応力集中が回避ができることから，歯冠長延長術をせずに歯冠修復することが可能となった．

1-1 従来の金属鋳造支台築造を行った症例

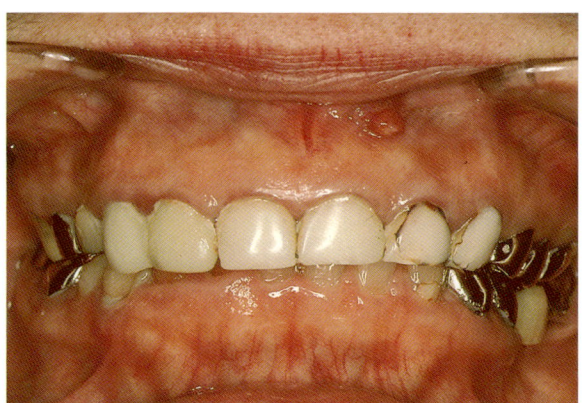

初診時の口腔内（正面観）．不適合かつ審美的とはいいがたい歯冠修復物が装着されている

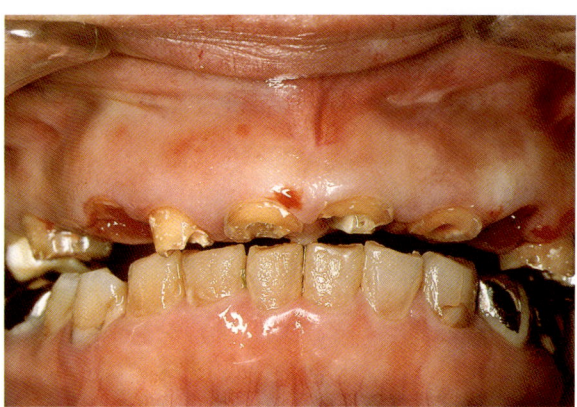

修復物を除去した正面観．歯肉縁上にはほとんど歯質を認めない

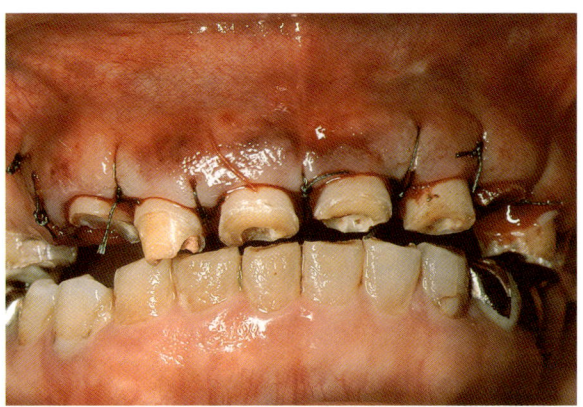

歯冠長延長術後．支台築造を考慮し1.5mm以上の健全歯質を歯肉縁上に露出させた

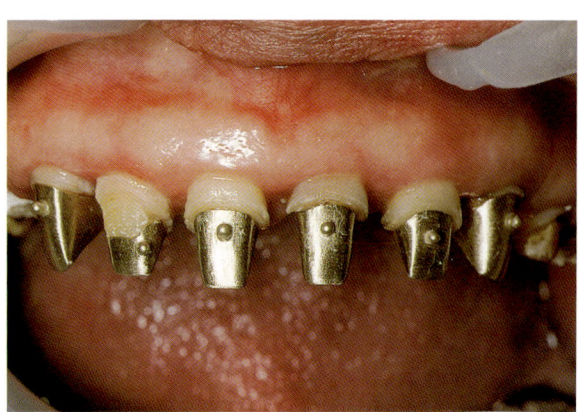

鋳造支台築造の試適

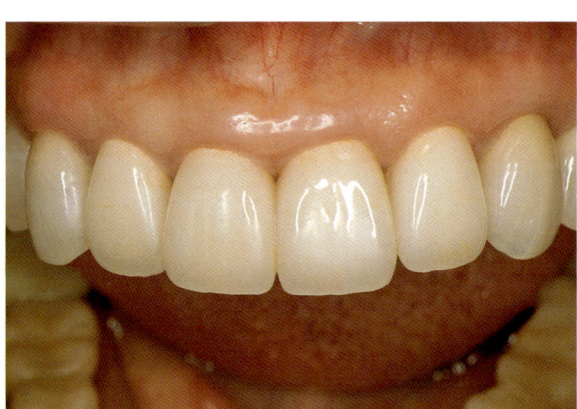

術後の最終歯冠修復物装着時の正面観

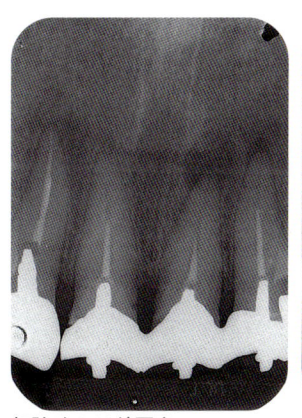

初診時のX線写真

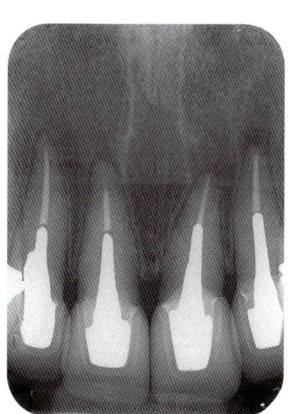

術後の最終歯冠修復物装着時のX線写真

1-2 ファイバーポストを応用した接着性レジン支台築造を行った症例

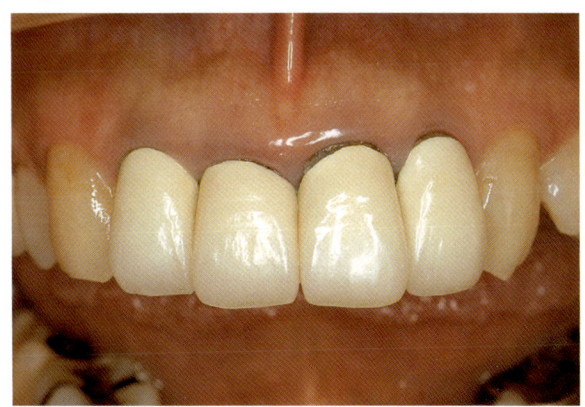

初診時正面観．2112 に不適合補綴物を認め，歯肉にはシャドウを認める

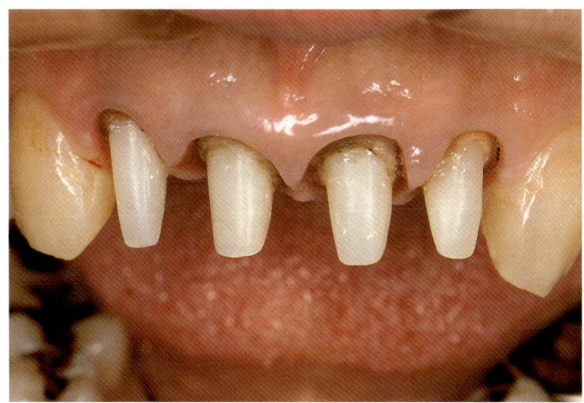

ファイバーポストとレジンコアによる支台築造

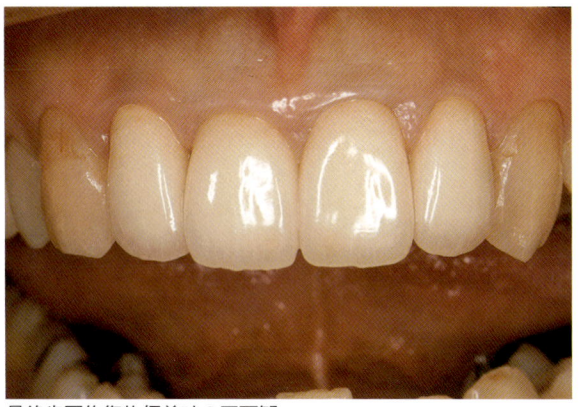

最終歯冠修復物仮着時の正面観

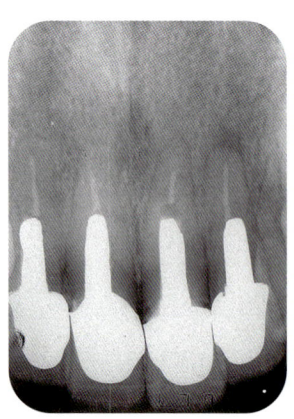

初診時の X 線写真．2112 部には非常に太い金属鋳造ポストコアが認められる

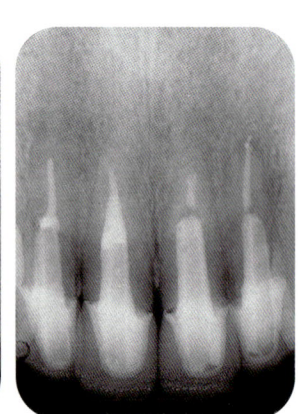

最終歯冠修復物仮着時の X 線写真

　また，1-3 にファイバーポストを併用した接着性レジン支台築造を終了した後に歯冠長延長術を行った症例を示しているが，このようなケースも，従来なら隣接面の歯槽骨を切除してフェルールの獲得を優先するところであるが，臨床歯冠-歯根長比あるいは歯肉ラインの連続性などを総合的に考慮して，約 1mm のフェルールでもよいと判断し，骨切除を伴わない最小の侵襲での歯冠長延長術の手術設計とした．

　このように，接着性レジン支台築造の概念が，日常の臨床における選択肢を増大させたように思える．しかしながら，これは厳密な診査，診断に基づいた精度の高い治療計画とテクニックを不要とするものではなく，また従来からの支台築造の基本概念を無視するものでもない．言うまでもなく，現状における象牙質接着システムを過信してはなるまい．支台築造の臨床的な安全性や質が向上することは，それだけ歯冠修復治療のレベルを押し上げることを意味するもので，一層の総合的な診断と治療能力が求められることになる．

1-3 歯冠長延長術の処置を最小とする接着性レジン支台築造

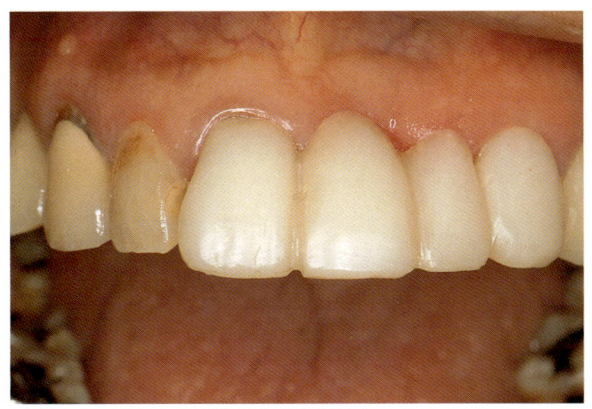
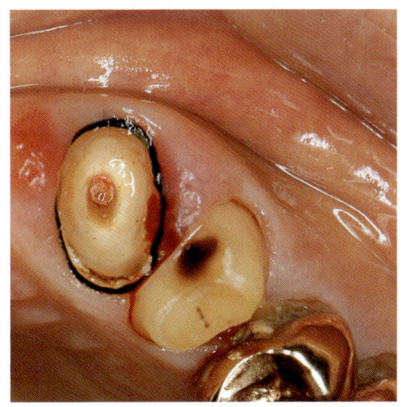

（左）術前，（右）|3 齲蝕病変除去終了時．
残存歯質はほぼ歯肉縁にある．金属鋳造支台築造であれば，この場合には，通常 1.5mm 程度のフェルールを何らかの処置により獲得しなければならない．しかし，接着性レジン支台築造を計画していれば，歯冠長延長術を，そのレベルまで行う必要はなく，この症例ではフェルールを 1.0mm に設計してある（骨切除を行うことを避けることができる）

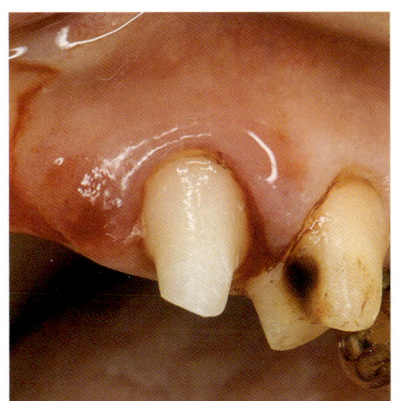
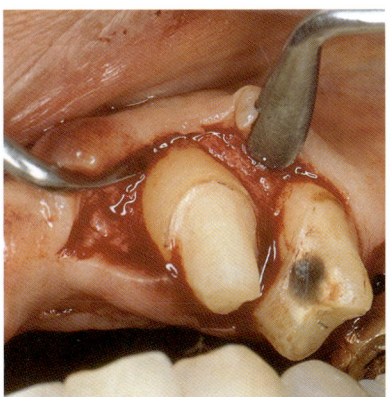
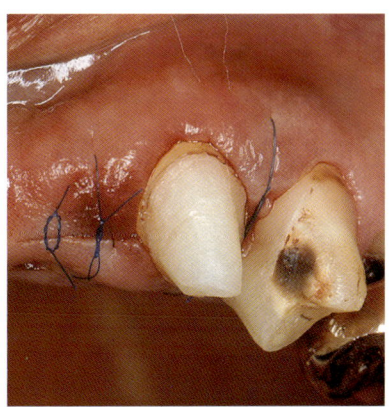

支台築造終了時（ファイバーポストを応用した接着性レジン支台築造）　　歯冠長延長術のためのフラップ形成時　　歯冠長延長術のためのフラップ縫合時．露出させる歯質の量は縫合時最少に設定した

2 接着性レジン支台築造の臨床操作
Clinical handling of adhesive resin core build-up

1 支台築造操作に先立つ象牙質被着面の処理

　支台築造のための根管形成については3章の冒頭に詳細を記したが，接着性レジン支台築造においては，金属鋳造支台築造におけるようにことさら精密な成形物は必要としないので，必要以上に根管内歯質を削除することはしない．

　接着性レジン支台築造には，大きく分けて直接法と間接法があり，この点，それぞれで多少の差があるが，いずれも金属鋳造支台築造のようにアンダーカットを完全に除去するようなレベルの根管形成を行う必要はない．本書で紹介されているように，本来は，ポストは支台築造には不要なものである．

　さて，それでは，正確な接着性レジン支台築造の術式とはいかなるものなのか．それは歯（歯根）とレジンとの接着を適切に行うことである．先に述べたポスト孔形成後の象牙質被着面処理であるが，これ一つをとっても決して簡単ではない．通常，われわれはポスト孔の形成を主にロータリー器具を使用して行うが，それだけでは根管内にガッタパーチャやシーラー，仮着材といった材料が残存しており，さらに根管形成や洗浄が不十分であれば，歯髄組織の残留などの基本的なミスさえ認められる．これでは，エナメル質に比して格段に繊細な象牙質との接着が確実にできるはずはない．そこで接着性レジン支台築造の操作においては，根管内の清掃と象牙質被着面処理が非常に重要になってくる．2-1a は筆者が改良した根管内清掃ブラシである．

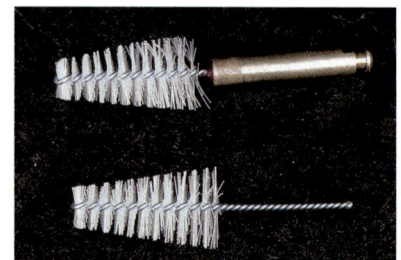

2-1 歯間ブラシを修正した自家製根管内清掃ブラシ（a）と既製品のブラシ（b）．根管が太い場合には自家製のもののほうが便利である

Table 2-1 象牙質被着面処理とその走査電子顕微鏡像

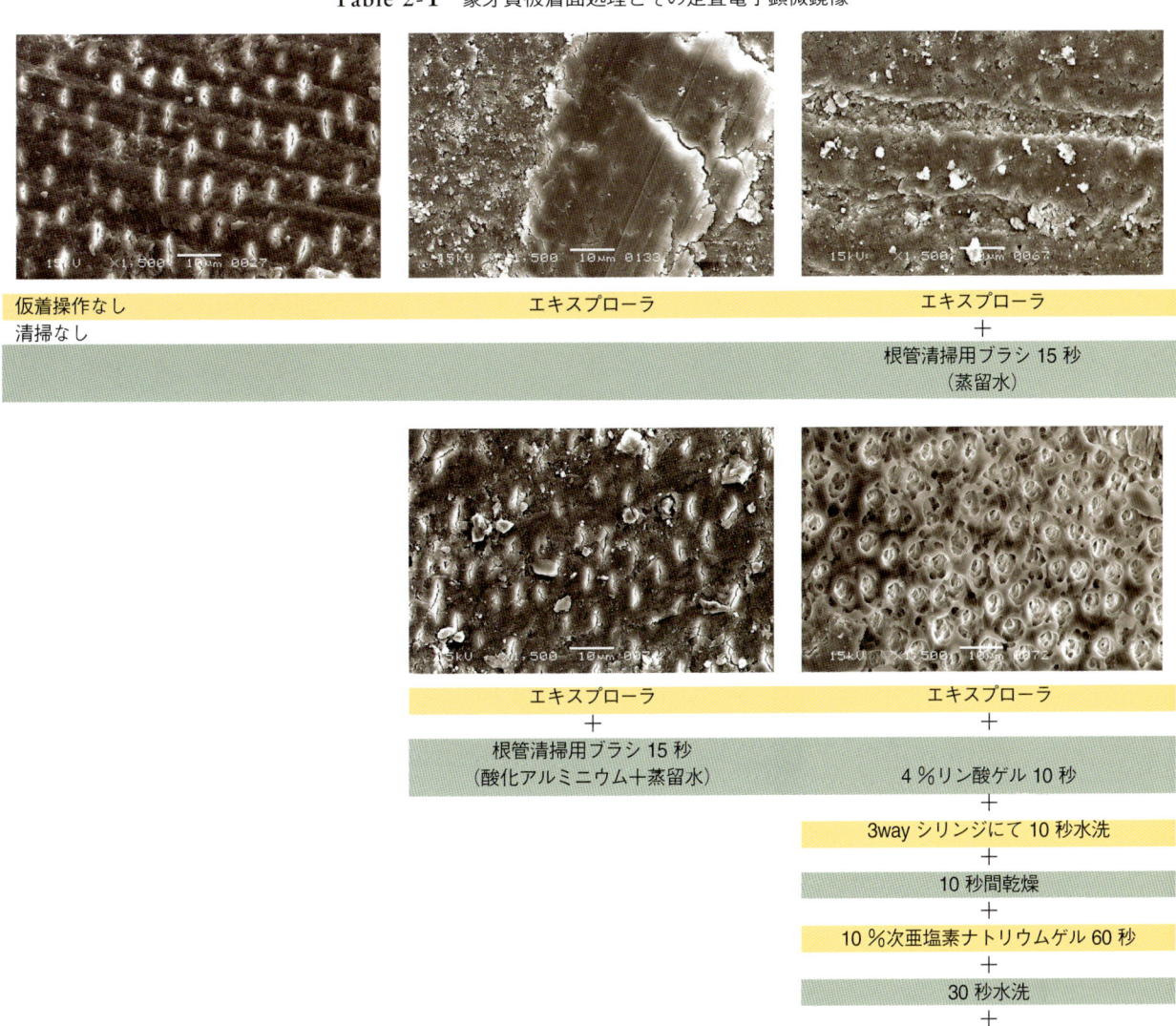

被着象牙質の SEM 像（× 1,500）（資料提供：阿部菜穂先生）

　Table 2-1 に阿部らによる被着面処理に関する研究報告を示したが，これによれば，形成された根管内を機械的に清掃することが確実な接着を得るために重要であることがわかる．これをさらに臨床的に一歩進めて，筆者は，被着面における接着に伴う処置の違いがどの程度のものかを調べるために，臨床的な接着性レジン支台築造を想定した実験を行ってみた．

Table 2-2 被着面処理方法の違いによる光学顕微鏡観察(抜去歯を用いた接着性レジン支台築造)

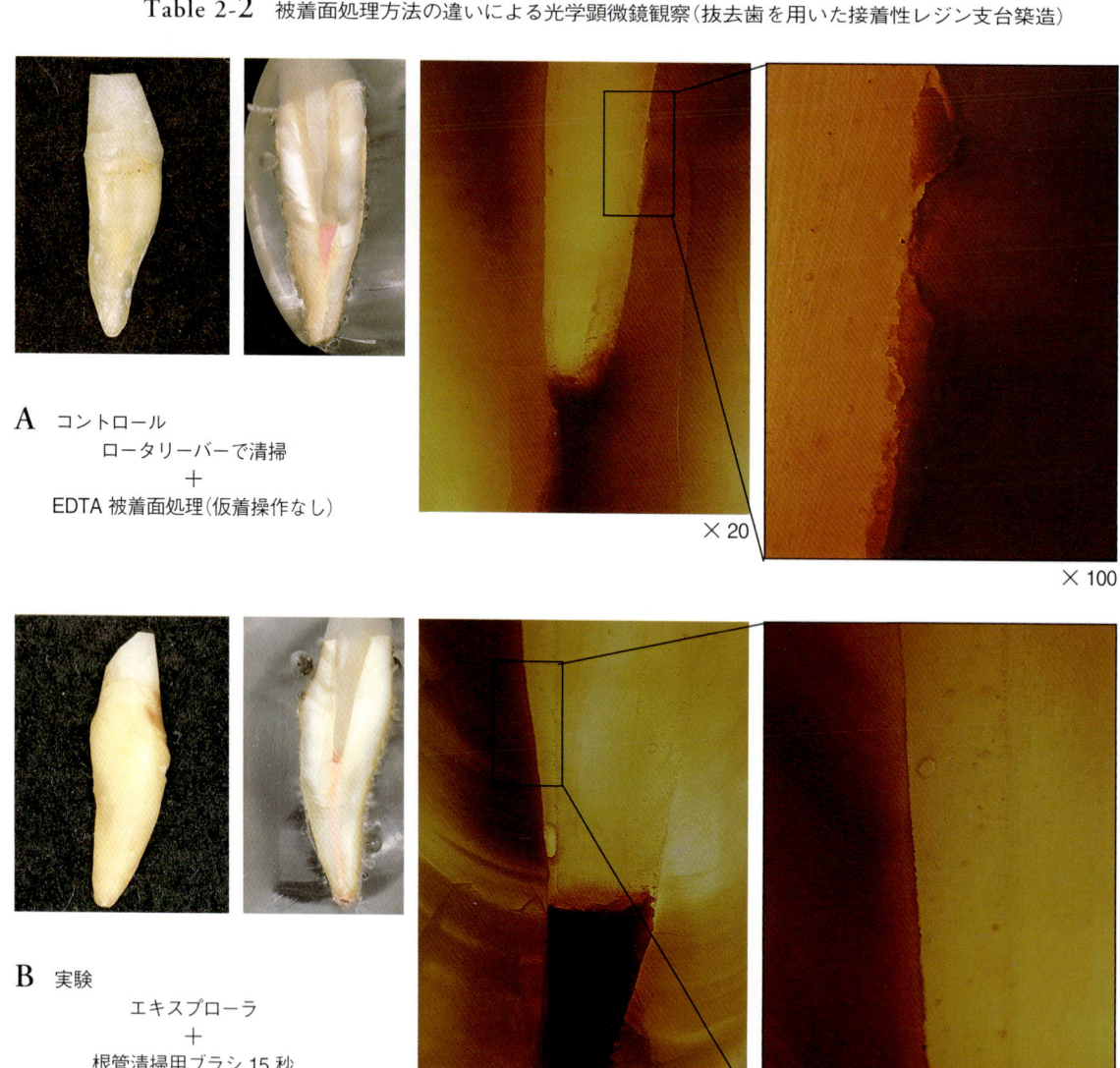

A　コントロール
　　ロータリーバーで清掃
　　　　＋
　　EDTA 被着面処理(仮着操作なし)

B　実験
　　エキスプローラ
　　　　＋
　　根管清掃用ブラシ 15 秒
　　(酸化アルミニウム＋蒸留水)
　　　　＋
　　EDTA 被着面処理

　Table 2-2 は，下顎第一小臼歯と上顎犬歯の抜去歯を通法どおり根管形成し，被着面を接着前処理，接着処理後，レジン支台築造を行った．これの切片を作成し，実体顕微鏡下で観察したものである．A は，通法どおりロータリーバーで清掃後に EDTA にて被着面を処理したものであり，B はエキスプローラー，ロータリーブラシ，アルミナを用いて清掃後，EDTA にて処理を行ったものである．B の処理方法のほうが明らかに接着に際しての阻害因子が少ないと思われる．そのため筆者は，この方法を接着にあたっての前処理として行っている．

次に，象牙質のエッチング・ボンディングの工程であるが，エッチング剤は水洗によって確実に除去できるものを使用するべきであり，シリカの入っているリン酸系のものは避けるべきである．そして，ボンディングであるが，これは根管内ということを考慮し，ボンディング塗布後はエアブローのみではなく，ペーパーポイントを使用し，ボンディング剤の根管内への残留を防ぐ(2-2)．

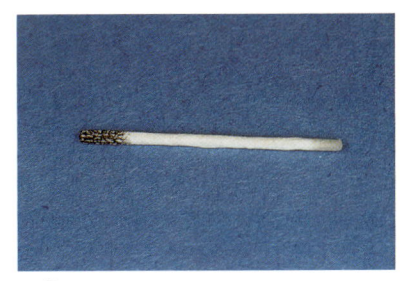

2-2 ボンディング剤の余剰部分をペーパーポイントにて取る．先端約2mmにボンディング剤の吸収を認める

2 間接法と直接法の選択

間接法と直接法それぞれに長所，短所が存在するが，それぞれに対しての正確な術式を行えば，どちらも結果としてわれわれの期待に応えるものであり，物性に差を認めるものではない．

2-3は最終的に接着性レジン支台築造が行われた場合の構造と行うべき処置を示す．

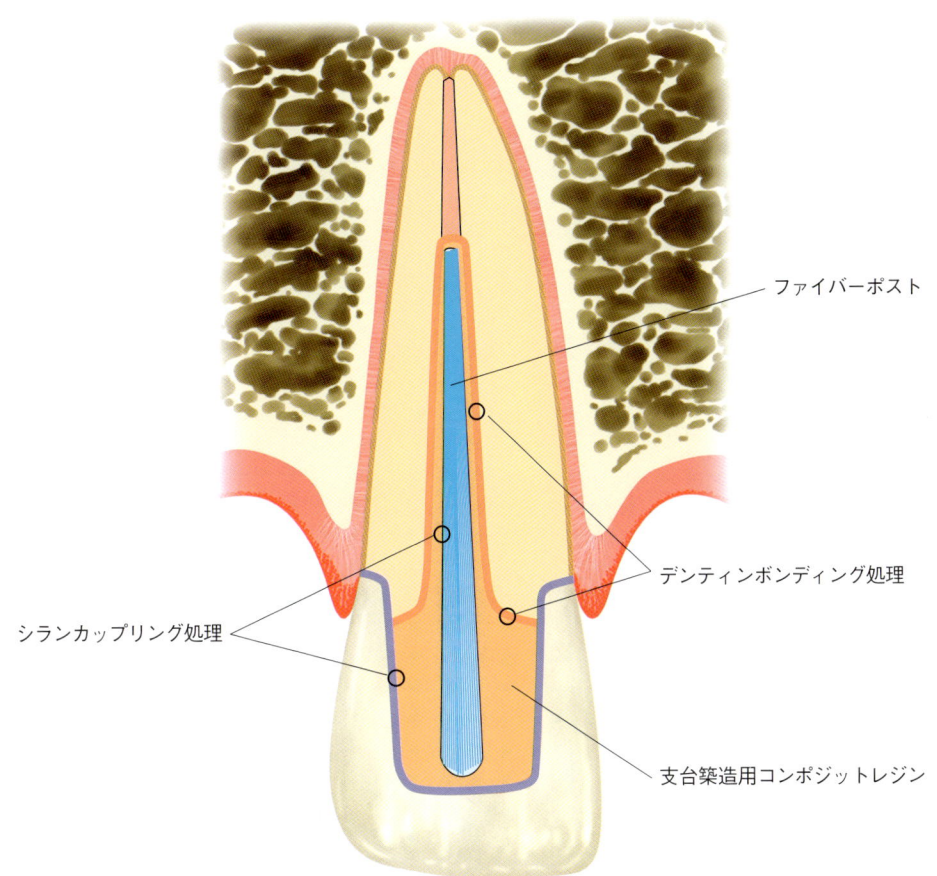

2-3 接着性レジン支台築造の構造と行うべき処置

（ファイバーポスト／デンティンボンディング処理／シランカップリング処理／支台築造用コンポジットレジン）

3 接着性レジン支台築造の操作プロセス

2-3 接着性レジン支台築造の構造と行うべき処置

間接法による接着性レジン支台築造

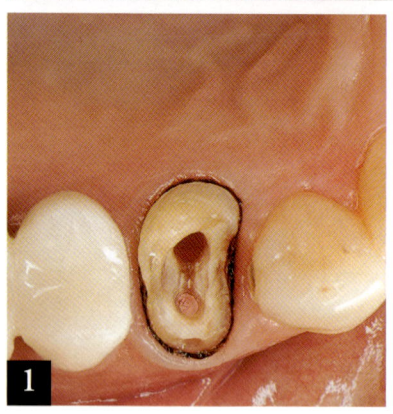
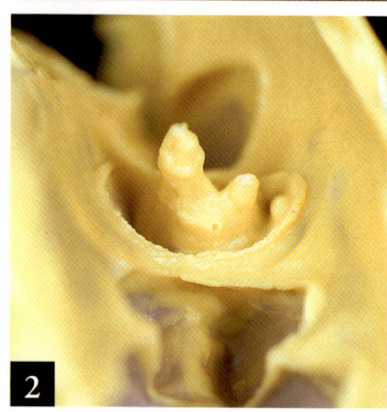

1 根管形成終了時．本症例においてはivoclar vivadent 社のファイバーポスト（ポステック）を使用するため，ポステック用の根管形成エンジンリーマーを使用して形成している（ミラー像）
2 印象．若干のアンダーカットが認められる

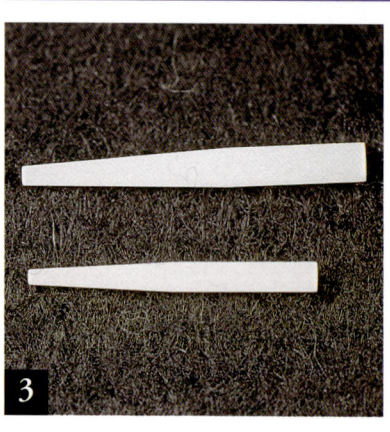
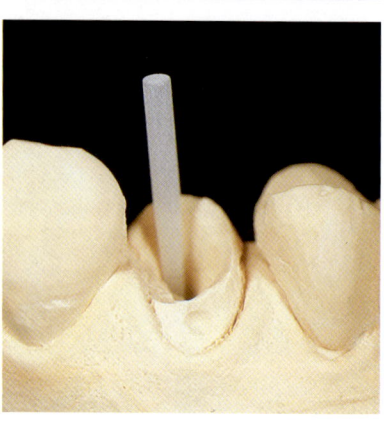

3 ファイバーポストの試適．ポストを試適後，シランカップリング剤を塗布

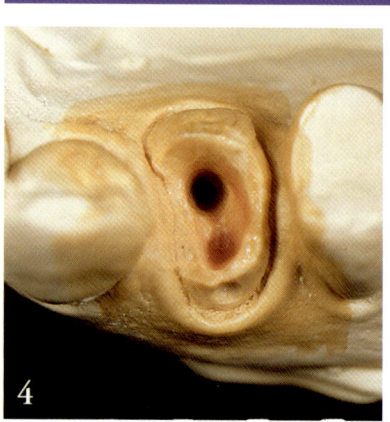

4 分離剤の塗布

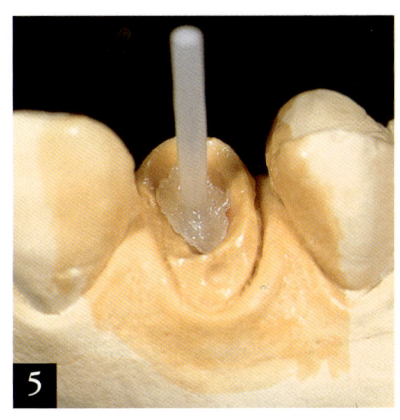
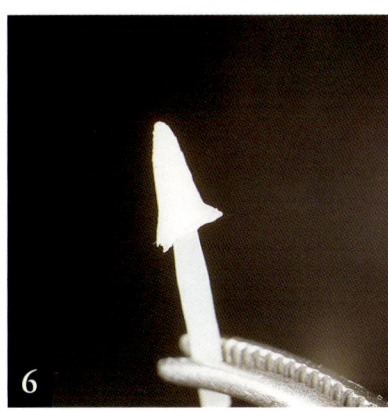

5 ポストへのレジンコーティング．ポストに Monobond を塗布後，ポスト周囲にレジン（テトリックセラム）を築盛し，作業用模型に挿入，圧接する
6 ポストへのレジンコーティング（ポスト孔内部に圧接をしない場合）

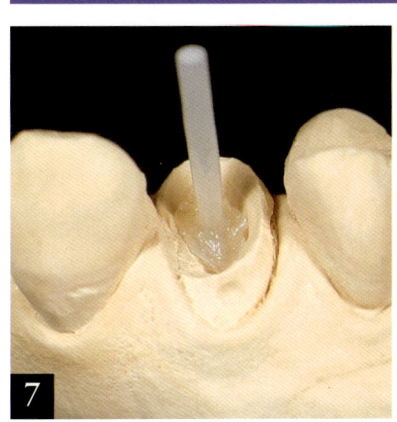
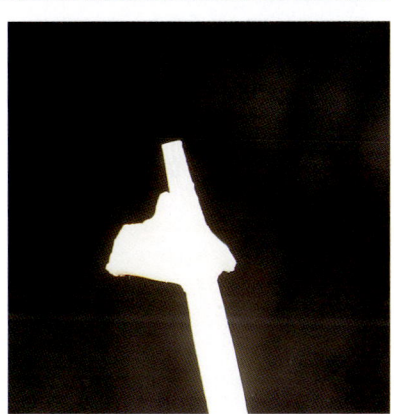

7 コーティングの後，ポスト孔へファイバーポストを挿入し，髄腔内にレジンを流す．これはポスト孔内部へのレジンの流入を防ぐように行う．この方法はポスト孔内にアンダーカットがあるとき便利である

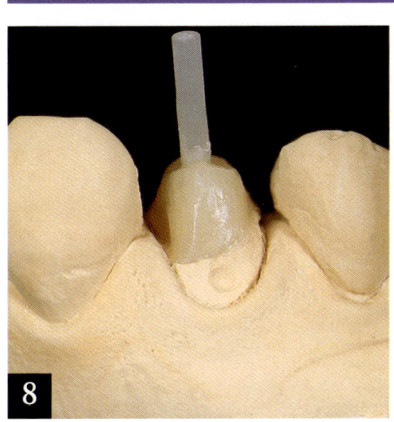
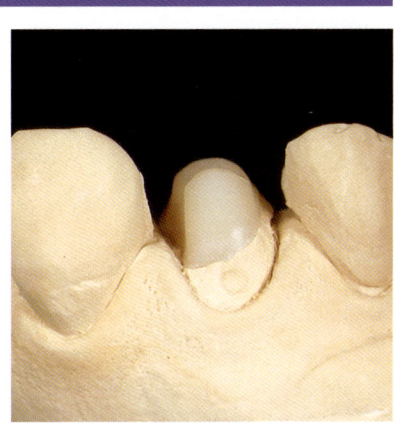

8 ポストを圧接後，着脱を確認した後にコア部分を指定されたレジン（テトリックセラム）にて築盛する

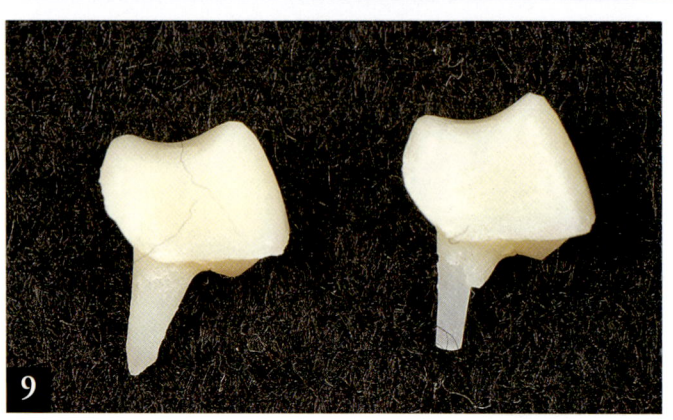

9 完成した2種類のレジン支台築造（左：ポスト部の築盛がおおむね行われているタイプ，右：ポスト部の築盛を行わないタイプ．この方法はアンダーカットが存在する場合に有効である）

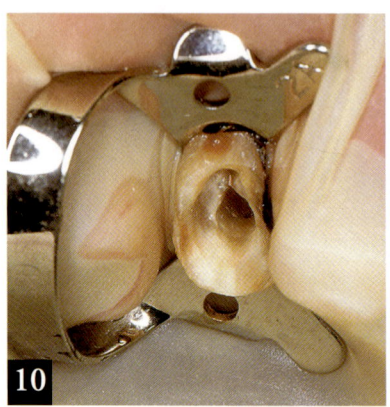

10 レジン支台築造体装着の前にラバーダムを装着する

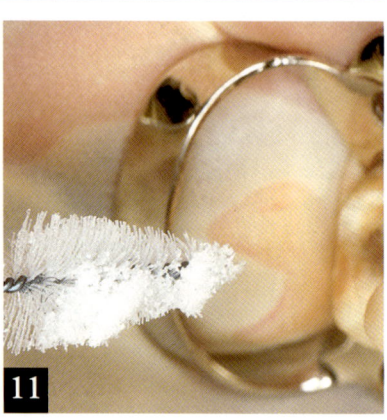

11 根管内をブラシと酸化アルミニウムの粒子によって機械的に清掃する

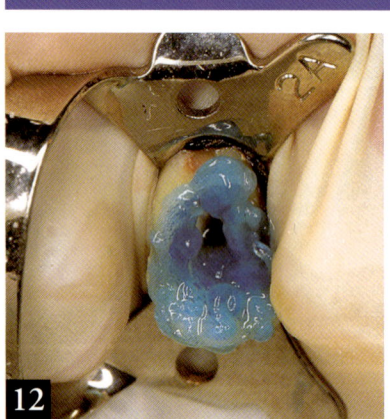

12 象牙質被着面のクレンジングとエッチング．ポスト孔内はEDTAそして歯冠部より十分に水洗が可能な部分は35％リン酸ジェル（トータルエッチング剤）にてエッチングする

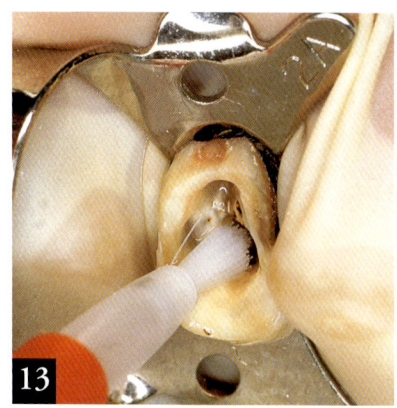 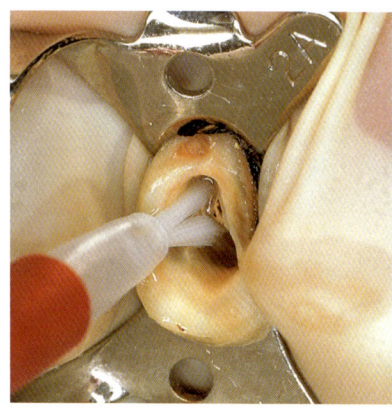 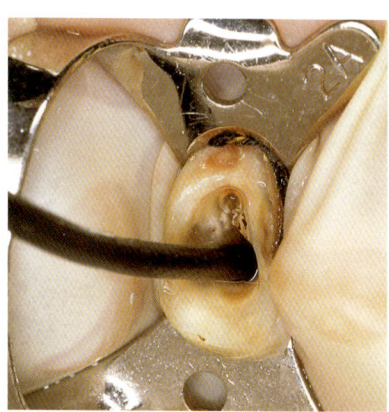

13 ボンディング．ボンディング以後の術式は各社それぞれの方法に従って行うものであるが，本症例ではバリオリンクのシステムを使用している（左：プライマー塗布，中：アドヒーシブ，右：ヘリオボンドを示す）

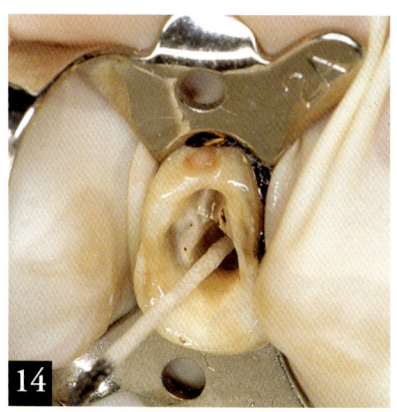 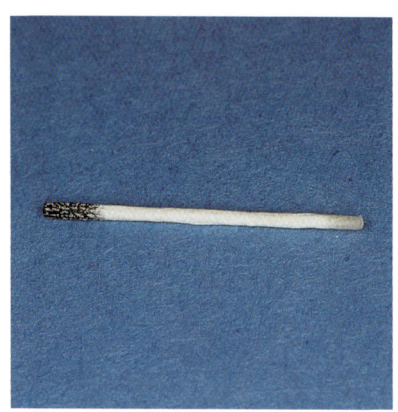

14 ボンディング剤の余剰部分をペーパーポイントにて除去する．先端約 2mm にボンディング剤の吸収を認める

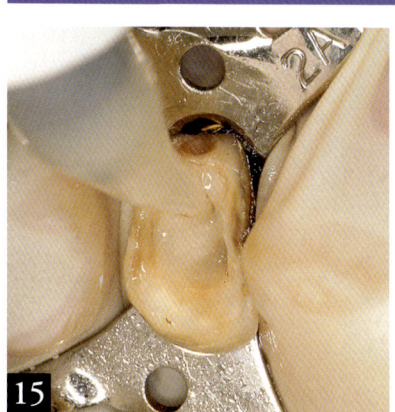

15 レジンセメントの塡入

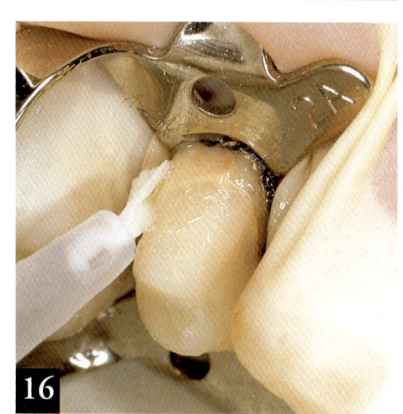

16 レジン支台築造の接着ならびに余剰セメントの除去
この際，ポスト部はシランカップリング処理をする

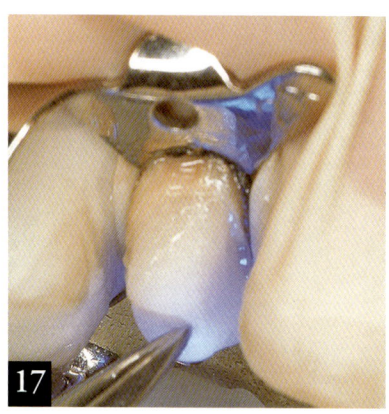

17 光照射

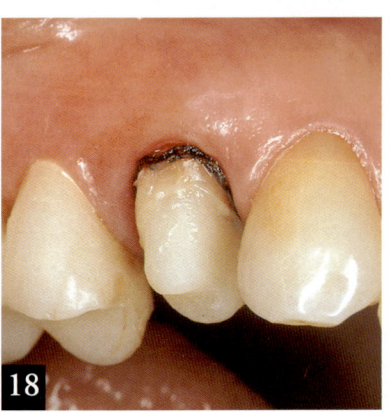

18 築造完了時(クランプ除去直後)

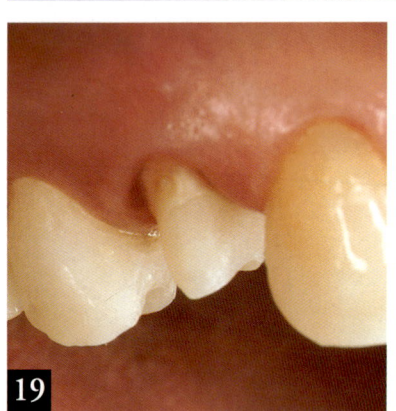

19 グロスプレパレーション

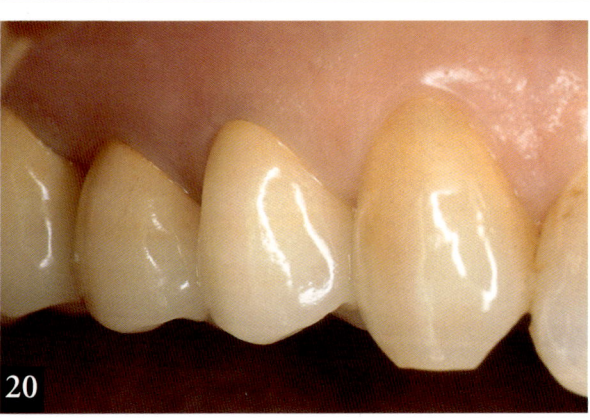 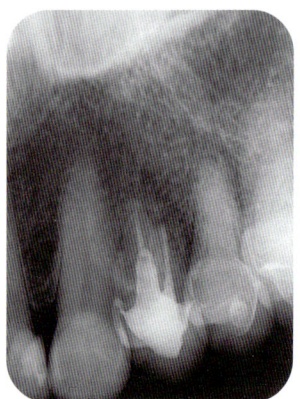

20 最終補綴物装着時

直接法による接着性レジン支台築造

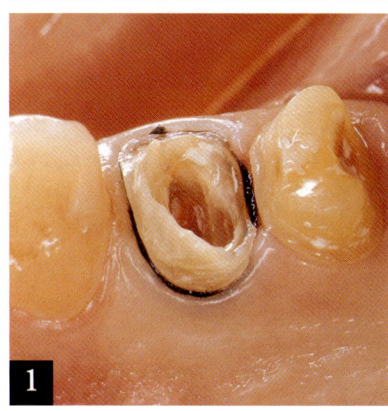
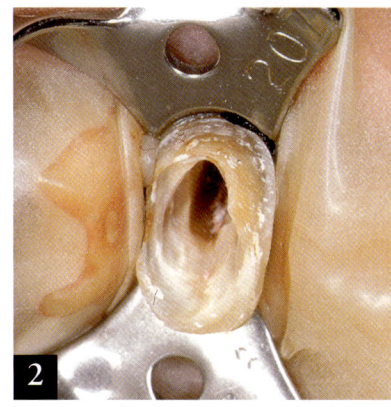

1 圧排コードの挿入
2 ラバーダムの装着

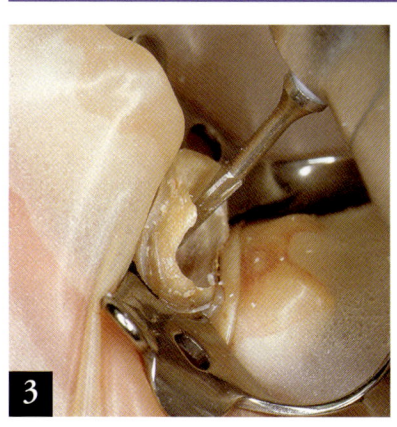

3 最終根管形成．Postec 用の根管形成バーにて最終根管形成を行う

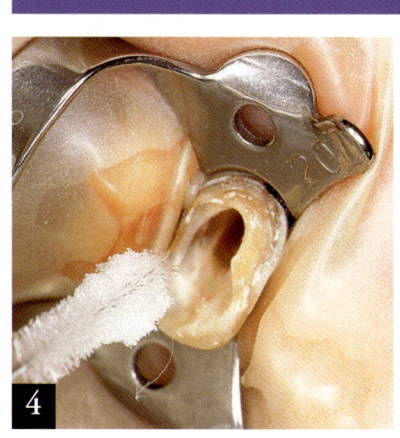
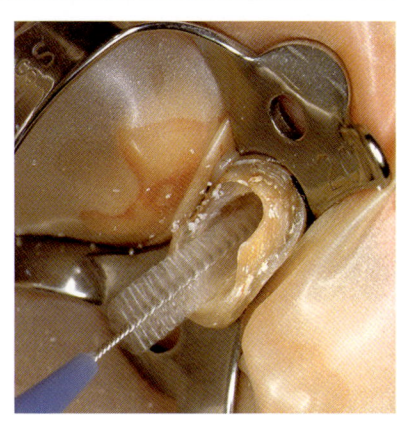

4 根管内の機械的清掃．エンジンブラシと酸化アルミニウムの粉末で機械的清掃を行う

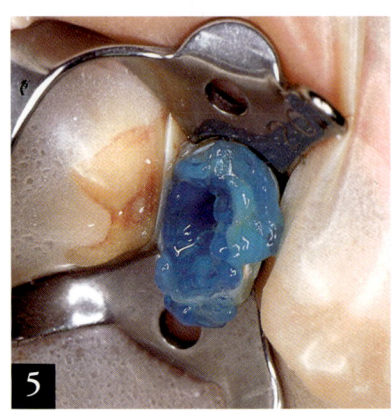

5 根管内の化学的清掃およびエッチング．根管内の化学的清掃および象牙質エッチングの目的で EDTA を 1 分間根管内に入れる．また，歯冠部分にはエナメル質の残在している部分もあり，また水洗も容易なため，35％リン酸ジェルにて15秒間エッチングしている

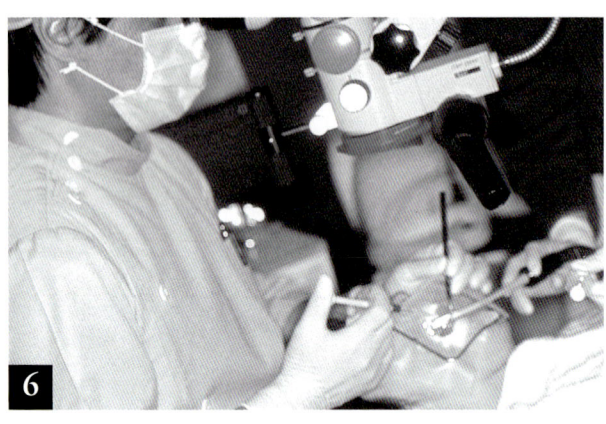

6 根管内の化学的清掃を行っている様子．根管内の清掃状態の確認はマイクロスコープ下で行う

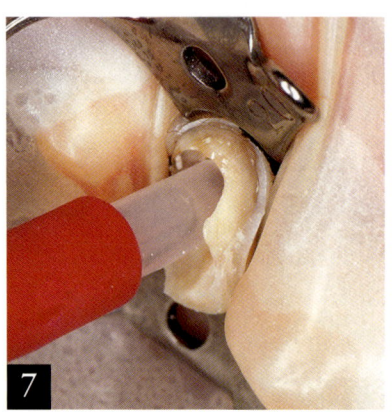

7 シンタックプライマーの塗布．ボンディングシステムはバリオリンクⅡのExciteDSCを用いている

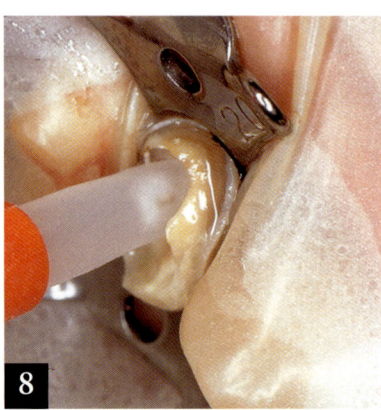

8 シンタックアドヒーシブの塗布

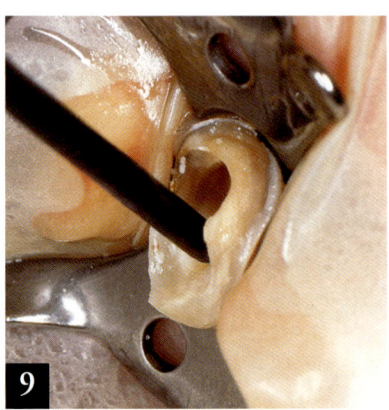

9 ヘリオボンドの塗布

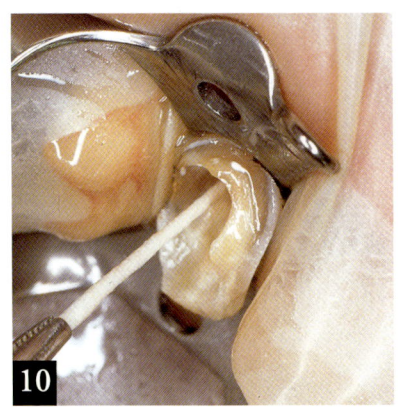

10 余剰ボンディング剤の除去．エアブローだけでは取れない余剰ボンディング剤をペーパーポイントを用いて吸い取る

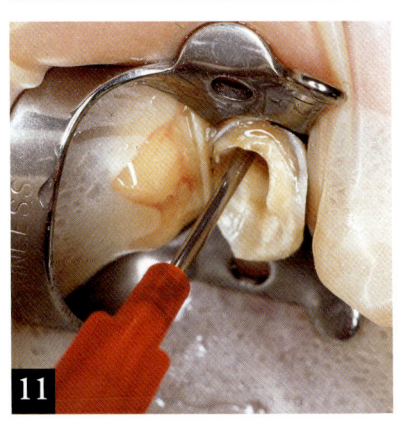
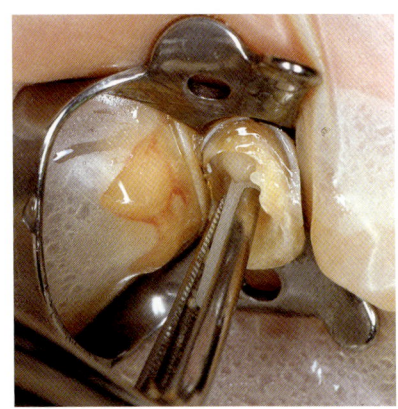
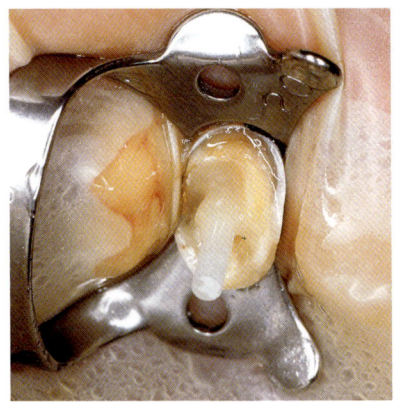
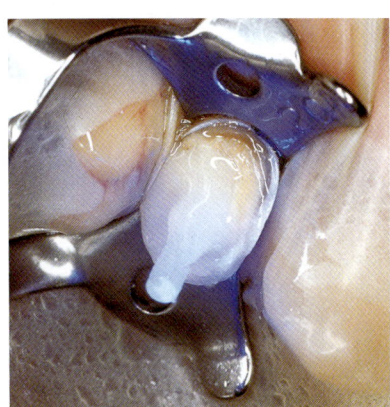

11 ファイバーポストの装着．ファイバーポストをMonobondによってシランカップリング処理した後，バリオリンクⅡにて装着する．PostecのSサイズポストを使用する際は，気泡が入りやすいため，先端の細いセメント注入用のチップを使用し，レジンセメント（バリオリンクⅡ）を注入するとよい

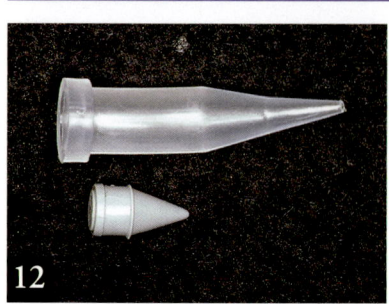
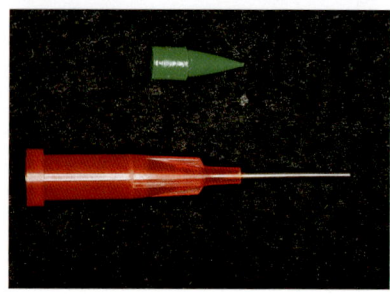

12 レジン填入のために用いているセメント注入用のチップ．

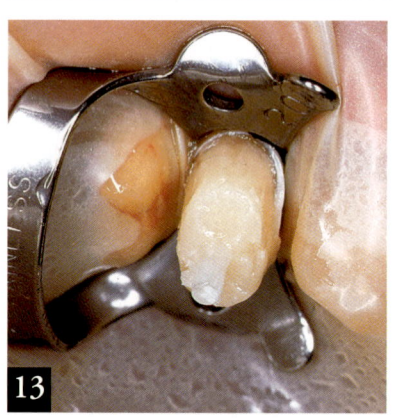
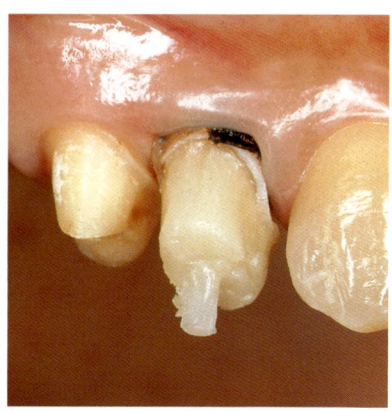
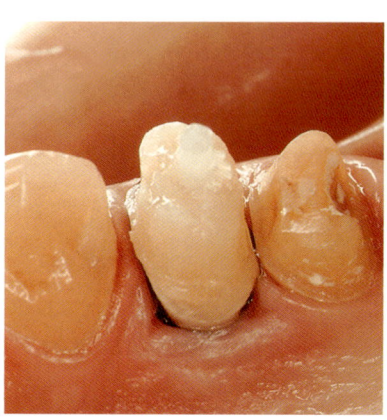

13 コア部の築盛．ポスト周囲にレジン（テトリック）を築盛する．この際，フォーマーを用いてもよいが，フォーマーのサイズが大きすぎることが多く，形成を考えるとそのままレジンを築盛するのと時間的な効率は変わらないようにも筆者は感じている．ただし，フォーマーを使用することでレジンを加圧接着できるので，気泡などを防ぐことにつながる

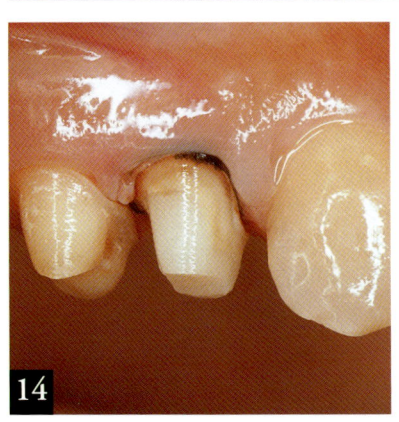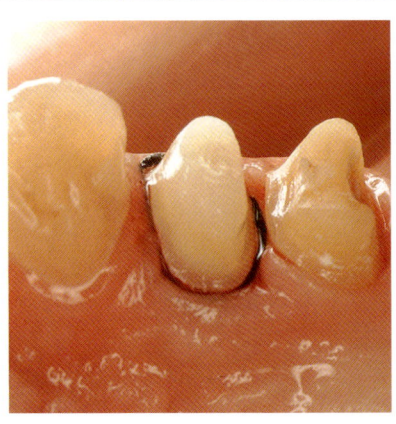

14 築造終了，支台歯形成

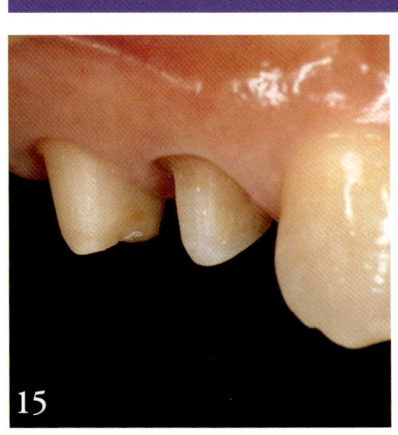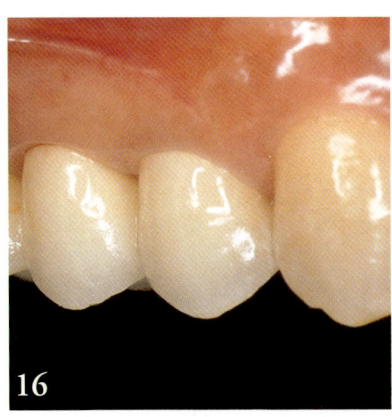

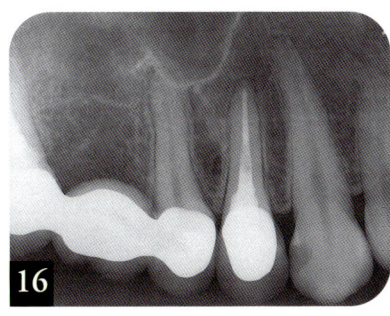

15（左）最終修復物の装着時の支台歯形成
16（右）装着時

根管形成と支台築造

5

応用臨床例

Clinical applications

応用臨床例

1 菲薄な残存歯質の⏌6にファイバーポストを組み込んだ接着性レジン支台築造

Adhesive resin core build-up that employed glass fiber post on the maxillary left molar with thin residual tooth substance

西川義昌

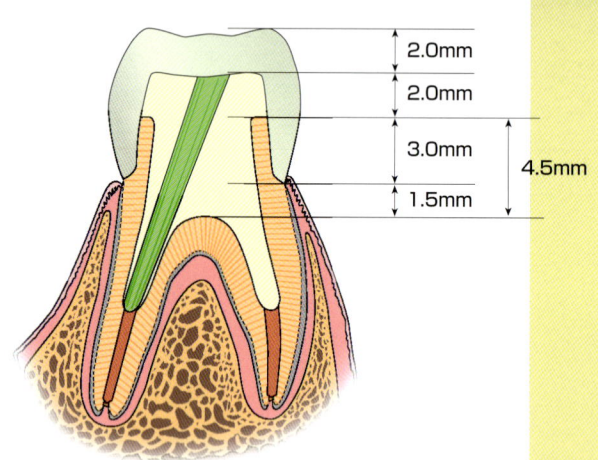

1 支台築造の設計．隣在歯である⏌7の臨床歯冠長の計測結果から⏌6の最終的な臨床歯冠長は7mmは確保できると推測．フィニッシュラインから歯冠側の健全歯質（デンティンフェルール）は3.0mm．オールセラミッククラウンの咬合面に必要なスペースは2mm．歯質の頂点から髄床底までの距離を測ると4.5mm．歯質の頂点から髄床底に位置する歯質の面積は接着を期待するには十分なものと考えた．また，レジンコアは菲薄な歯質を残すことができ（最終的に削り取るとしても，まずは残すことができる），歯質とレジンとが一体化した築造体をえることができる．ただし，強度的な安全性を加味して，内部に短いファイバーポストを組み込む

患者：34歳の女性（初診時31歳）

主訴：初診時の主訴は「詰め物が外れそう」．隣在歯のコンポジットレジン充塡後に「金属を何とかして欲しい」と訴える

所見：特になし

患者の要望：メタルクラウンは不自然であるため，天然歯と同じ色調の歯冠修復物に替えて欲しい

問題点：主訴であるメタルクラウンは不適合である

治療計画：カリエスリスク検査においてLB菌のレベルはノーマルリスク，SM菌はローリスク，唾液緩衝能はローリスク．メインテナンスも通常に行っており，歯冠修復処置を行ううえで，術後に二次齲蝕の問題が生じる危険性は低いと推測された．支台築造の設計としては，メタルクラウンを撤去し歯内処置を終了したところ，歯質は菲薄であるものの，歯冠修復を行うには十分な残存歯質の高さが存在した．術後の歯質の保全を考えて接着性レジン支台築造を選択したが，過去に仮着時の破折を経験（リムーバブルノブが片方のためと推測）したため，ファイバーポストをレジン築造内部に組み込むことを計画した．しかし，接着によるファイバーポストとレジンとの一体化によるフリーなレジンの補強が図れると考えて，あえて長さは根管内に延長せず，根管口付近に留めることとした（1-1）．

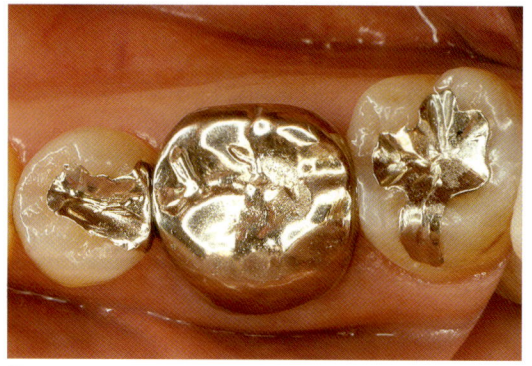

2 術前の状態

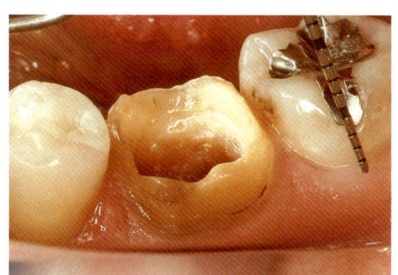

3a 修復歯6の隣在歯7の臨床歯冠長を測定して歯冠修復物を装着された際の修復歯6の臨床歯冠長の数値を把握する

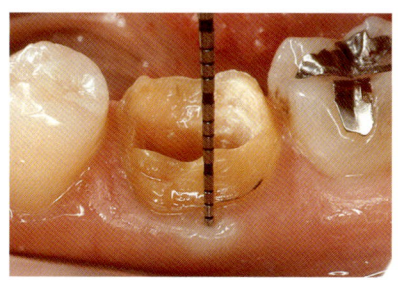

3b マージンから残存歯質の頂点までの距離を計測する．約 3.0mm．フェルール効果が期待できる十分な歯質の存在が確認された

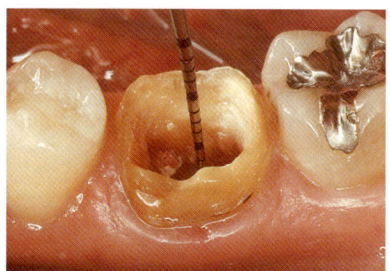

3c 残存歯質の頂点から髄床底までの距離を計測する．約 4.5mm．最終修復物の歯冠長は 7mm．オールセラミックの咬合面削除量を 2mm とすると支台歯形成量は 5mm となり，咬合面のレジンの厚みは 2mm となる

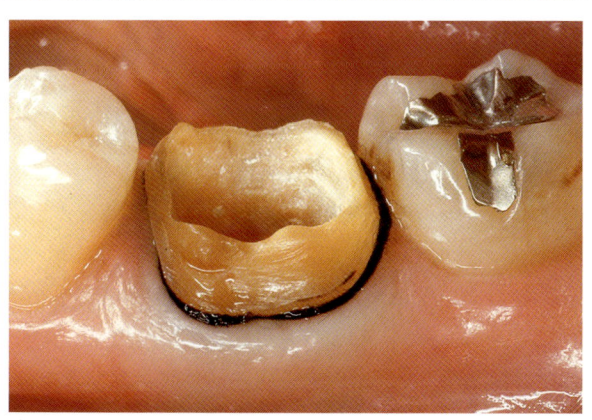

4a 印象採得のための圧排コードを巻いているところ

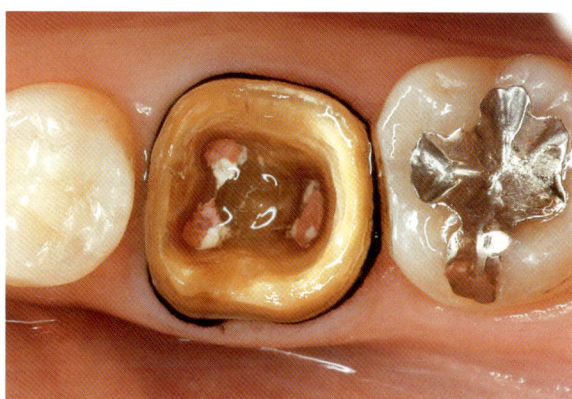

4b 術前と比較して，ほとんど歯質は削除されていないことがわかる．ただし，歯質の厚みは菲薄である

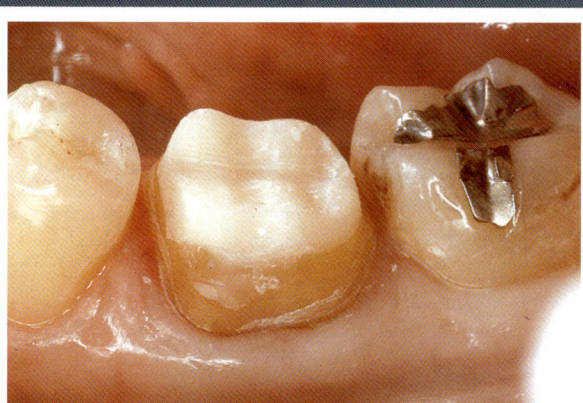

5 接着性レジン支台築造が終了し，概形成が終わったところ

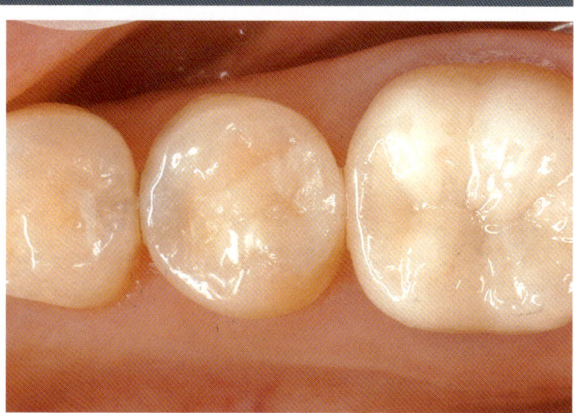

6 オールセラミッククラウンを装着した状態．隣在歯のインレーはコンポジットレジンにて修復されている

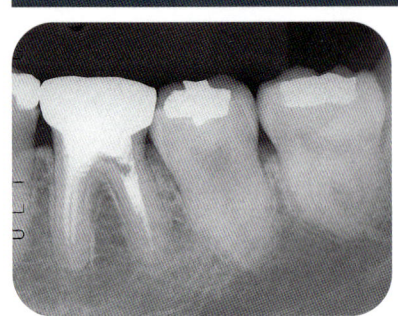
7a　術前のX線写真

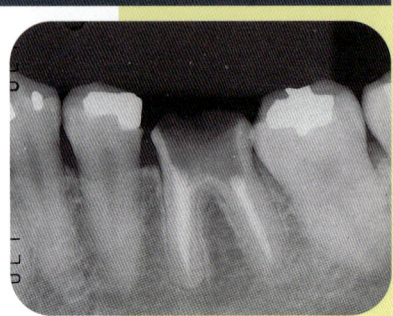
7b　歯内処置終了後のX線写真

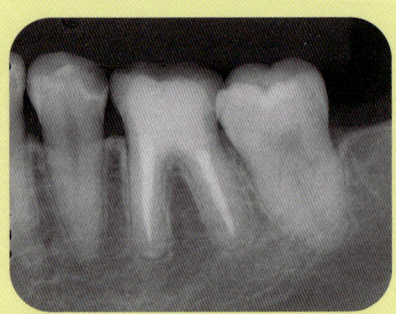
7c　術後のX線写真

▶Comment

　たとえば前歯部を例にとると，歯肉縁下1mmにマージンを設定したとするとデンティンフェルールが1mm存在することになる．長田貴幸先生（昭和大学）は，フェルールは最低1mm程度でよいとしており，審美的な理由などで外科処置もできない場合はもちろん，通常は，それで十分と考えるべきで，あえて困難な治療に踏み込む必要はないと筆者は考える．しかし，そうすると特に中切歯などでは7mmのフリーレジンの築造体が生ずることになる．これはコア部の強度の点でリスクと考え，内部にファイバーポストを組み込むことにした．

　さて，今回の症例のように臼歯部の場合は，窩洞内にどの程度ファイバーポストを組み込むか，言い換えると，あえて根管内まで組み込むかという点が問題となる．本症例では術前に鋳造体が装着されていたが，この段階ではクラウン咬合面はかなり咬耗が進行しているものの，歯質の破折などトラブルは発生していない．これは，推測であるが，ポストが長くはないために，応力が歯根に加わらなかったことも影響していよう．このようなことも含めて，経験に基づき判断するしかないが，鋳造支台築造のように根管内にポストを深く挿入しても歯根破折のリスクを増大することはないとは思うが，接着によってレジンとファイバーポストとが一体化するならば，コア部の強度を増大することだけを目的として，ファイバーポストを使用すればよいと考える．

　本症例は，フェルールが十分に存在していたことは臨床的には有利な条件と考えられたが，その歯質が菲薄であり，もしこれを鋳造支台築造で再処置したならば，歯質上端に水平的に約1mmの健全歯質が必要となるため，それによって歯質が失われることを考えると，それほど容易な症例でもなかったと思う．そのような臨床上のリスクを一気に低下させる意味でも，接着性レジン支台築造は有効な方法と考えている．

参 考 文 献

Annual review of selected dental literature: report of the Committee on Scientific Investigation of the American Academy of Restorative Dentistry. J Prosthet Dent, 1996-2003.

Gegauff AG: Effect of crown lengthening and ferrule placement on static load failure of cemented cast post-cores and crowns. J Prosthet Dent, 84: 44, 169-179, 2000.

Goto Y, Nicholls JI, Phillips K, Junge T: Fatigue life of endodontically treated teeth with three different post and core systems. J Prosthet Dent(in press).

Heydecke G, Peters MC: The restoration of endodontically treated, single-rooted teeth with cast or direct posts and cores: A systematic review. J Prosthet Dent, 87: 380-386, 2002.

Huang T *et al.*: Effect of moisture content and endodontic treatment on some mechanical properties of human dentin. J Endodon, 18(5): 209-215, 1992.

Ingle JI, Taintor JF: Endodontics. 3rd ed. Lea & Febiger, Philadelphia, 1985, p.188, p.204.

Lagouvardos P *et al.*:Coronal fractures in posterior teeth. Oper Dent, (14): 28-32,1989.

Libman WJ, Nicholls JI: Load fatigue of teeth restored with cast posts and cores and complete crowns. Int J Prosthodont. Mar-Apr; 8(2) :155-161, 1995.

Mjör IA, Nordahl I: The denaity and branching of dentinal Tubules in human teeth. Arch Oral Biol, 41: 401-412, 1996.

Morgano SM: Restoration of pulpless teeth: application of traditional principles in present and future contexts. J Prosthet Dent, Apr; 75(4): 375-380, 1996.

Nicholls JI: The dental ferrule and the endodontically compromised tooth. Quintessence Int, Feb; 32(2): 171-173, 2001. No abstract available.

Reeh ES: Reduction in tooth stiffness as a result of endodontic and restorative. J Endodon, (15): 512-516, 1989.

Sasafuchi Y, Nikaido T and Tagami J: Effect of medicaments for root canal treatment on dentin bonding. J Dent Res, (IADR Abstracts #406): 194, 2000.

Sedgley CM *et al.*: Are endodontically treated teeth more bruttle? J Endodon, (18): 332-335, 1992.

Smith RB, Edmunds DH: Comparison of two endodontic handpieces during the preparation of root canals in extracted human teeth. Int Endod J, Jan; 31(1): 22-31, 1998.

Standlee JP, Caputo AA, Hanson EC: Retention of endodontic dowels: effects of cement, dowel length, diameter, and design. J Prosthet Dent, Apr; 39(4): 400-405, 1978.

Stockton LW: Factors affecting retention of post systems: a literature review. J Prosthet Dent, Apr; 81(4): 380-385. Review, 1999.

Toba S *et al.*: Micro-shear bond strenghs of resins coronal dentin versus the floor of the pulpal dentin. Am J Dent, 16: 51A-56A, 2003.

Tsuchiya *et al.*: Ultrastructure of the dental-adhesive interface afeter acid-base challenge. Journal of Adhesive Dentistry (accepted), 2003.

Van Meerbeek *et al.*: Adhesion to enamel and dentin, Current status and future challenges. Oper Dent, 28: 215-235, 2003.

Wong KM, Nicholls JI: Effect of proximal ferrule length on the fatigue life of endodontically treated teeth. J Prothet Dent(in press)

Wu MK, Pehlivan Y, Kontakiotis EG, Wesselink PR: Microleakage along apical root fillings and cemented posts. J Prosthet Dent, Mar; 79(3):264-269, 1998.

Yoshida Y, Van Meerbeek B *et al.*: Comparative Study on Adhesive Performance of Functional Monomers. J Dent Res, 82 (SpecIss B): B-19, 2003.

阿部菜穂：仮着材使用後のポスト孔における各種清掃方法による仮着材除去効果の評価．補綴誌．47：28-37，2003．

天川由美子：鋳造支台築造とレジン支台築造の保持力に関する研究．補綴誌，42(6)：1054-1056，1998．

石原正隆：支台築造された失活歯の残存歯質が破折強度および破折様相に与える影響．鶴見歯学．24：157-170，1998．

伊藤和雄：接着性コンポジットレジン修復．医歯薬出版，東京，2000．

伊藤和雄：コンポジットレジンのボンディングメカニズム．補綴臨床別冊／ボンディングレストレーション．医歯薬出版，東京，2002．

柏田聰明：ジェルタイプ次亜鉛素酸ナトリウム系の歯面処理剤の研究．歯材器，10(Special Issue)：7-9，1991．

柏田聰明，森田　誠，橋本武典，加藤正治：フッ素徐放性レジン材料による歯質強化に関する研究．日誌保存誌，41(5)：918-926，1998．

片岡博樹ほか：次亜鉛素酸ナトリウム処理後の象牙質対する4-META/MMA-TBBレジンの接着に及ぼす還元剤処理の影響．日歯保存誌，42(秋期特別号)：28，1999．

小玉尚伸：象牙質接着に関する研究－象牙質表面処理が接着性レジンに与える影響について．接着歯学，15：1-20，1997．

高田恒彦ほか：各種仮封材がレジンセメントと象牙質との接着に及ぼす影響．日歯保存誌，38(2)：422-427，1995．

坪田有史ら：ファイバー系ポスト．歯界展望別冊／今注目の歯科器材・薬剤．医歯薬出版，東京，pp.83-86，2002．

中林宣男：接着界面の象牙質側に生成した樹脂含浸層について．歯材器，1：78-81，1982．

中林宣男ほか：来て見て接着　これで完璧象牙質．クインテッセンス出版，東京，2002．

二階堂徹ら：無髄歯に対する接着．歯界展望，95(5)：1089，1998．

二階堂徹，鳥羽重光，赤川弘俊，笹淵康敬，高田恒彦，田上順次：失活歯に対する接着の信頼性．歯界展望，96(5)：1037-1045，2000．

二階堂徹，田上順次：無髄歯の修復．口腔保健協会，東京，2002．

野口幸彦，今藤誉一郎，坪田有史，福島俊士ほか：支台築造用コンポジットレジンに関する研究第6報　有限要素法による応力解析．鶴見歯学，20(1)：363-376，1997．

橋本　興，坪田有史：漏斗状ポスト孔の支台築造に関する研究．補綴誌，46：54-63，2002．

福島俊士，坪田有史：支台築造の位置づけ．日本歯科評論，667：58-67，1998．

福島俊士，坪田有史：支台築造を考える―鋳造支台築造とレジン支台築造―東歯医師会誌．49：675，2001．

福島俊士，坪田有史：支台築造の予後成績．補綴誌，45(6)：660-668，2001．

森田誠，西村　康，坪田有史，阿部菜穂，福島俊士ほか：各種接着性レジンセメントの象牙質に対する接着強さ．補綴誌，47(1)：8-47，2003．

山本一世，岩田有弘，三木　尚ほか：象牙質の湿潤状態がウェットボンディングシステムの接着性に及ぼす影響について．接着歯学，18：207-215，2000．

索　引

cast post and core 24
core build-up 24
dowel core 24
EDTA 54, 55, 58
foundation restoration 20, 24
glass fiber post and composite resin core 24
GM 55, 58
post-core 24
restoration of the endodontically treated tooth 24

あ

AD ゲル 55, 60
アスコルビン酸 62
アピカルシート 72, 75
アマルガム 36
アンダーカットの除去 66

ウェットボンディング法 55, 56

MMA 系レジン 59, 61
エクストルージョン 31
エチレンジアミン四酢酸 54
エナメル質の可及的保存 14

オールセラミッククラウン 14
オールセラミックレストレーション 21
オピアンキャリア法 82

か

カーボンファイバーポスト 37
ガッタパーチャ 27, 80
化学重合型 63
過酸化水素 62
管間象牙質 53
管周象牙質 53
間接法 91
　　—と直接法の選択 91
　　—による接着性レジン支台築造 92

既製ポスト 36
矯正的挺出 31
金属アレルギー 8

クオーツファイバー 37
クラウンダウン法 72, 76
クラウンレングスニング 31
グラスファイバー 37, 61
クリアフィルメガボンド 63
グリセリルモノメタクリレート 55, 58

グレーターテーパーファイル 71

コア 28, 48
コンポジットレジン 36, 61
硬組織の溶解 77
根管拡大の留意点 75
根管形成の基本 66
根管口 2/3 の拡大 76
根管充塡 23, 79, 80
　　—材 27
　　—の時期 79
根管清掃 77
根管治療 66
　　—の器材 69
　　—の手順 72
　　—の要点 69
根管の拡大 72, 75
根管の乾燥 79
根尖側 1/3 の拡大 77

さ

サンドブラスト処理 61
酸性モノマー 54, 57
残存歯質の厚み 28
残存歯質の高さ 28

シランカップリング剤 61
シランカップリング処理 62
シリカ・ジルコニアファイバー 37
ジルコニア 8, 62
次亜塩素酸 62
歯冠長延長術 31
歯根破折 42, 52
支台歯形成限界 31
支台築造 20
　　—体に対する接着 61
　　—の歴史 20
　　—の方法と材料 36
　　—変遷 22
　　—用コンポジットレジン 39
失活歯における接着 52
樹脂含浸層 55
除去，再治療の困難 40

スーパーボンド 55, 59, 62
ステップバック法 72, 75
ステンレスファイル 72
ストロングエッチング 57

スメア層 54, 58
　―の除去・無菌化 71
髄室穿通 72
垂直加圧（充填）80
　―の操作 82
　―法 80

セメント 36
セラミックとの接着 62
セルフエッチングプライマー 55, 57
切削片の歯肉への迷入 41
接着性モノマー 54, 56, 58
接着性レジン支台築造 46, 50
　―における治療侵襲の軽減 84
　―の操作プロセス 92
　―の要件 48
　―の臨床操作 88
接着性レジンセメント 63
接着理論 54
象牙細管 53
象牙質の組成と構造 53
象牙質被着面の処理 88
即日充填の危険 79
側方加圧充填 80
　―の操作 81
　―法 80

た
ダウエル 28
帯環金属冠 22

築造窩洞形成 66
鋳造支台築造 26, 36, 44, 46, 53, 66
　―と接着性レジン支台築造の比較 46
　―の問題点 40

貼薬 78

直接法による接着性レジン支台築造 97

デュアルキュア 39, 63
デンティンボンディング 39, 58

陶材ジャケット冠 22

な
Ni-Ti ロータリーファイル 69, 71
ナノリーケージ 56
軟組織の溶解 77

は
HY-BOND テンポラリーセメント 62
パーフォレーション 42
ハイドロキシアパタイト 53
パナビアフルオロセメント 62
パナビアフルオロボンド 63
破折強度 24, 47

光・化学重合型 63
光重合型 63
微少漏洩 56

ファイバーポスト 36, 37
　―との接着 62
　―を用いたコンポジットレジン支台築造 16
フィニッシュライン 31
フェルール 48
　―効果 28, 31
　―の高さの基準 31
プライミング 57
ブリッジポンティック 8

ポスト 28, 48
　―コアシステム 53
　―孔 27, 28
ボンディングシステム 52

ま
マイクロリーケージ 27
マイルドエッチング 57

無髄歯 62

メタルコア 14
　―の表面処理 61
メタルフリー 21

ら
レジン支台築造 48, 66, 88, 92
レジン前装鋳造支台築造 45
レジンモノマー 55

ロカテックシステム 61
ロータリーファイル 69

【監修者・編集者略歴】

山﨑　長郎
- 1945年　長野県出身
- 1970年　東京歯科大学卒業
- 1974年　原宿デンタルオフィス開設

鈴木　真名
- 1959年　静岡県出身
- 1984年　日本大学松戸歯学部卒業
- 1989年　鈴木歯科医院開設

天川　由美子
- 1970年　広島県出身
- 1994年　鶴見大学歯学部卒業
- 1999年　鶴見大学大学院修了（歯科補綴学）
- 2001年　土屋歯科クリニック＆works勤務
- 2007年　天川デンタルオフィス外苑前開設
- 　　　　鶴見大学歯学部非常勤講師

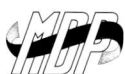

歯科臨床のエキスパートを目指して
――コンベンショナルレストレーション
3 根管形成と支台築造
ISBN978-4-263-40618-4

2004年 6月30日　第1版第1刷発行
2008年 5月15日　第1版第3刷発行

監修　山﨑　長郎
編集　鈴木　真名
　　　天川　由美子
発行者　大畑　秀穂
発行所　医歯薬出版株式会社
〒113-8612　東京都文京区本駒込1-7-10
TEL.（03）5395-7638（編集）・7630（販売）
FAX.（03）5395-7639（編集）・7633（販売）
http://www.ishiyaku.co.jp/
郵便振替番号　00190-5-13816

乱丁・落丁の際はお取り替えいたします　　印刷・三報社／製本・明光社
© Ishiyaku Publishers, Inc., 2004. Printed in Japan ［検印廃止］

本書の複製権・翻訳権・上映権・譲渡権・貸与権・公衆送信権（送信可能化権を含む）は，医歯薬出版㈱が保有します．

JCLS〈日本著作出版権管理システム委託出版物〉
本書の無断使用は，著作権法上での例外を除き禁じられています．複写をされる場合は，そのつど事前に日本著作出版権管理システム（FAX. 03-3815-8199）の許諾を得てください．